わかる統計学

健康・栄養を学ぶために

松村康弘・浅川雅美 著

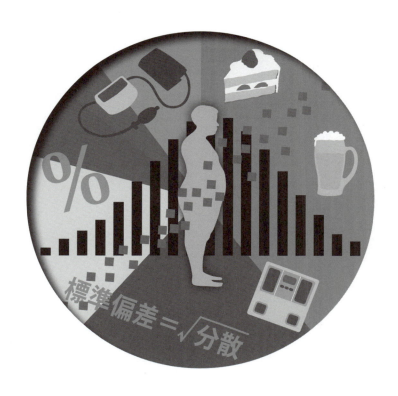

化学同人

はじめに

　数年前，アメリカの経済学者でグーグルの主任エコノミストであるハル・ヴァリアン氏は，『ニューヨーク・タイムズ』紙の記事で「今後10年間で最も魅力的な（セクシーな）仕事は統計学者である」と述べています．現在のように大量のデータがあふれる社会において，さまざまな現象を数字でとらえて本質を明らかにする統計学は，多くの人々にとって必須のものとなっています．医学，理学，工学，農学，家政学，経営学，経済学，心理学など多くの分野で利用されていますし，ビジネスの世界でもますます広く活用されるようになっています．そのような状況を反映してか，統計的方法についての書籍が，学問的に高度なものから，難しい数式や記号を極力使用しない入門的なものに至るまで，数多く出版されています．最近では統計学に関する書籍がベストセラーになったケースもあり，もはや統計学は誰もが身につけるべき教養の一つになっているといえるでしょう．

　ただ，著者たちは管理栄養士養成課程の学生を対象に統計学の講義を行っていますが，そのように統計学の良書が多く得られる状況にあっても，「健康・栄養に関するデータに統計的な分析をどのように施したらよいか」をわかりやすくまとめた本は，まだ好適なものが得にくいと感じていました．そのような中で，化学同人社から栄養学を学ぶ人向けの入門書の執筆をご依頼いただき，本書を企画いたしました．

　本書執筆のねらいは，健康・栄養に関連するデータ例を用いて読者が実感的に理解できるような，そして読後には断片的にならずに統計的な分析の全体像が描けるような，体系的で理解しやすい入門書とすることでした．まずは栄養士・管理栄養士の養成課程で教科書として使用されることを想定していますが，健康・栄養に関する統計処理について知りたいそのほかの読者にも合っていると思います．

　現在，データ分析にはコンピュータの使用が一般的になり，数値を入力した後，解析ソフトウェアを利用すれば，コンピュータの中でどのような処理が行われているのかわからなくても，計算結果が算出されます．しかし，出力結果を正確に理解するためにはブラックボックスでよいはずはなく，自分で計算できるようになる必要があります．そのような生きた知識を身につけることで，分析ソフトウェアも自信をもってより有効に使えるようになるはずです．本書では，そのような立場から，基本的な計算を自力ででき，かつ，表計算ソフトのExcel（統計処理にも有効なツール）を利用してデータを統計的に解析できるようになることを目標にしています．

本書は，予定より1年ほど遅れて出版に至りました．遅くなってしまったにもかかわらず，ご対応くださった化学同人社の山本富士子さんと加藤貴広さんに深謝いたします．
　執筆を終えて，当初の目的である体系的で理解しやすいテキストになったと感じています．読者の皆さんの統計手法への理解が本書によって少しでも深まれば幸甚です．

2015年7月

著者一同

目　　次

1章　データの種類 ── 統計学の基礎　　1
1.1　データとは何だろう　　1
1.2　データの種類　　2
● 練習問題　　4

2章　1変数の分布の図表による表現 ── 全体をつかむ　　5
2.1　質的データを図表で表示する　　7
2.2　量的データを図表で表示する　　9
● 練習問題　　16

3章　1変数の分布の指標による表現 ── 特性を示す　　18
3.1　代　表　値　　18
3.2　散　布　度　　21
3.3　分布の形状　　27
● 練習問題　　28

4章　2変数の同時表現 ── 関係を探る　　31
4.1　質的データ同士を表示する　　31
4.2　量的データ同士を表示する　　36
4.3　質的データと量的データの関係を探る　　50
● 練習問題　　51

5章　確率と確率分布 —— 推測統計の基礎　53

- 5.1　統計学における確率論　53
- 5.2　確率分布　55
- 5.3　離散分布　57
- 5.4　連続分布　60
- ●練習問題　67

6章　推測統計学の考え方 —— 一般的な結論を導く　69

- 6.1　母集団と標本　69
- 6.2　標本抽出法　70
- 6.3　標本分布　72
- ●練習問題　75

7章　推定の考え方 —— 母数を推し量る　76

- 7.1　点推定　76
- 7.2　区間推定　79
- ●練習問題　81

8章　検定の考え方 —— 仮説を確かめる　82

- 8.1　帰無仮説と対立仮説　83
- 8.2　両側検定と片側検定　84
- 8.3　有意水準と第一種の過誤　84
- 8.4　検定結果の示し方　86
- 8.5　第二種の過誤と検出力　86
- 8.6　統計学的有意性と科学的有意性　87
- 8.7　検定法の選択　87
- ●練習問題　90

9章 度数の検定 — 適合度と独立性を調べる　91

 9.1 適合度の検定 91

 9.2 独立性の検定 94

 ● 練習問題 98

10章 比率の検定と推定 — 割合を比べる　100

 10.1 母比率の検定 100

 10.2 母比率の区間推定 103

 10.3 2群の比率の差の検定 106

 10.4 2群の比率の差の推定 108

 10.5 対応のある2群の比率の差の検定 109

 10.6 対応のある2群の比率の差の推定 111

 ● 練習問題 112

11章 相関係数の検定と推定 — 2変数の関係を知る　113

 11.1 無相関の検定 113

 11.2 母相関係数の検定 114

 11.3 母相関係数の信頼区間 115

 11.4 回帰直線の検定と推定 116

 ● 練習問題 120

12章 代表値の検定と推定 — 平均値や中央値を評価する　121

 12.1 母平均値の検定 121

 12.2 母平均値の区間推定 123

 12.3 2群の平均値の差の検定 124

 12.4 2群の平均値の差の推定 128

 12.5 対応のある2標本の平均値の差の検定 129

 12.6 対応のある2標本の平均値の差の推定 131

12.7　2群の代表値の差のノンパラメトリックな検定　　132
● 練習問題　140

13章　3群以上の代表値の差の検定 —— 2群との違い　142

13.1　一元配置分散分析　142
13.2　3群の代表値の差のノンパラメトリックな検定　145
● 練習問題　147

14章　多変量解析 —— その概要　149

14.1　多変量解析とは何か　149
14.2　代表的な手法　149

付　録　153
索　引　161

▶ 練習問題の 栄養 は管理栄養士国家試験で，保健 は保健師国家試験で出題された問題であることを示しています．
▶ 練習問題の解答は化学同人ホームページ上に掲載されています．
https://www.kagakudojin.co.jp

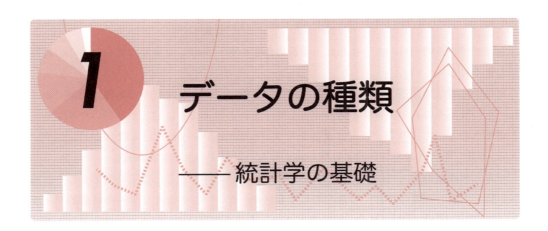

1 データの種類
── 統計学の基礎

1.1 データとは何だろう

　統計学は，データの科学，すなわち観測されたデータを解析するための一連の科学的方法論といわれる．データ（data）という言葉は日常的にもよく使われる．では，データとはいったい何であろうか．まず，どのような状況でデータという用語が用いられているのかを考えてみよう．

　「A氏の身長は160 cm，体重は50 kgです」という場合，これはA氏の身長と体重の測定結果，すなわちデータを示すものだといえよう．また，職場で行われる健康診断で，ある部署50人の身体計測値（身長，体重）を一覧表にまとめて，「これは，この部署の身長と体重のデータです」ということもある．身長や体重は，身長計や体重計のような「物差し」によって測定されたものであるが，血液型などはやや事情が異なっている．「A氏の血液型はA型です」という場合，A氏の血液型のデータを示している点では，身長などの場合とまったく同じである．しかし血液型は，ある特定の生化学反応の有無によりA，B，O，ABの4タイプに分類されるのであり，物差しによる測定ではない．さらにいえば，何も血液型をA，B，O，ABなどと分ける必要もない．四つのタイプの区別がつけばよいのであれば，1，2，3，4としても実態に変わりはない．これは身長や体重でも同様で，尺貫法（長さに尺，重さに貫，体積に升を基本単位とする日本古来の計量法）で測定すれば，各数値は大幅に変わってくる．しかし，そのようにしても実態に変化があるわけではなく，やはりそれらは身長と体重のデータであり，または血液型のデータである．

　これらの点から，ある特性の測定結果に数値や記号を与える場合，実態に変化がなく，使用者に理解可能ならば，どのような形式で表現しようとデータということになる．このように，ある特性の測定結果に固有の数値や記号を与えることは**標識付け**，ラベリング（labeling），ラベル付けなどとよばれる．以上のことをまとめると，「データとは，個体に関するある特性について測定を行い，適当なラベルを付けたもの，もしくはその全体，およびそれらをまとめたもの」ということができる．

1.2 データの種類

ここまでの説明からわかるように，身長や体重のデータは，血液型のデータとその特性が大きく異なっている．

身長や体重は先に述べたように，ある物差しを用いて測られたものであり，数値で表され，その数値そのものに意味がある．そして，それらのデータは足したり引いたりすることができる．このようなデータは量的データ（quantitative data）とよばれる．量的データは，「量」を「計る」ことにより得られるから，計量データともいわれる．

一方，血液型のデータは，それぞれを足したり引いたりすることは不可能であり，血液型を数字で表した場合など，できたとしても意味がない．このようなデータは質的データ（qualitative data）とよばれる．質的データは，それぞれの質の「数」を「計る（数える）」ことにより得られるから，計数データともいわれる．データは，このように量的か質的かにより二つに分けられるが，それぞれはさらに細分化することができる（図1.1）．

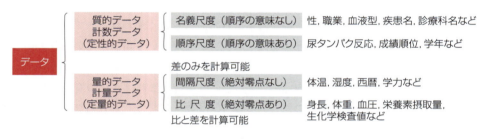

図1.1 データの分類

1.2.1 量的データ

まず，量的データについて考えてみよう．例として，AさんとKさんの身長がそれぞれ150 cm，165 cmであるとする．このような場合，2人を比べて「KさんはAさんより15 cm身長が高い」といえるし，「KさんはAさんの1.1倍の身長がある」ともいえる．このように，各データの差だけでなく比の計算も行える場合，比尺度（ratio scale）によるデータとよばれる．

他方，1日の最高気温が20℃，最低気温が10℃の場合を考えてみよう．「1日の気温の差は10℃である」とはいえるが，「最高気温は最低気温の2倍である」とはいえるだろうか．これは，最低気温が0℃の場合や氷点下の場合を考えてみればわかるように，比を計算することに意味はない．このように差は計算できるが，比の計算ができない場合，間隔尺度（interval scale）によるデータとよばれる．

量的データは，上に示したように，比尺度によるものと間隔尺度によるものの2通りに分けて考えることができる．この2尺度の違いは，0というデータのもつ意味の差に由来している．すなわち，身長や体重のデータで0という数値は絶対的な原点を意味しており，これより小さい値は存在しない．身長や体重が0ということは存在自体がないことに

なる.

　しかし，気温が0℃というのは，ありうる話ではあるが，温度の原点ではない．ちなみに気温については，−273℃，すなわち0Kからの温度（絶対温度という）を測定すれば，比尺度によるデータとして使用できる.

　ただし，間隔尺度で測られたものが常に比尺度に変換できるとは限らない．たとえば，国語の試験成績がAさんは50点，Kさんは90点であるとしよう．試験の点数の差は40点である．それでは，この結果から，KさんはAさんより国語が1.8倍できるといえるであろうか．この問題は，試験が0点の場合に，その人の国語の能力が0（まったくない）といえるかどうかと同じ意味をもっている．実際には，試験成績が0点であっても，その科目の能力が0というわけではない．したがって，試験成績をもとに個人の能力を比較する場合，2人の得点の比を計算することはできない．

1.2.2　質的データ

　次に，質的データについて考えてみよう．血液型のデータの場合，A型とB型の差や比をとることは不可能であるし，どちらが大きいともいえない．このような場合，**名義尺度**（nominal scale）によるデータとよばれる．なお，A型，B型，O型，AB型のように，血液型などの名義尺度の各細目を示すものは**カテゴリー**（category）とよばれる．

　質問紙による調査などでは，たとえば「あなたの寝起きは良いですか」という質問項目に対して，「1．非常に良い」，「2．良い」，「3．どちらともいえない」，「4．悪い」，「5．非常に悪い」というカテゴリーを設定し，そのうちの一つを選ばせることがある．この場合，各カテゴリーについた数値1〜5の差や比を計算できないことは明らかである．しかし，数値が大きくなるにつれ，寝起きが悪くなるという順序がある．このようなデータは**順序尺度**（ordinal scale）によるデータとよばれる（図1.1）．

1.2.3　量的データと質的データの変換

　量的データと質的データでは統計的アプローチが異なってくる．量的データの場合，データの値そのものを使った解析法を用いるが，質的データの場合，項目別に度数（人数）を数えることから始まる．その際，量的データは，質的データとして扱うことが常に可能である．たとえば，身長が170 cm以上を「高い」，160 cm以上で170 cm未満を「中間」，160 cm未満を「低い」というようにカテゴリー分けを行えば，順序尺度として扱えるし，必要ならば名義尺度によるデータとしても扱える（図1.2）．

　名義尺度や順序尺度で測定されたデータを量的データに変換することを**数量化**という．たとえば，名義尺度（または順序尺度）からなる変数を1と0からなるダミー変数表示することによって，量的データの特殊な場合とみなすことが可能となる．

　また，未記入などの欠測値データがある場合でも，一つのカテゴリーを付け加えることによって処理が可能になる．しかしながら，数量化の初歩的な方法はなく，情報量が少な

1章 データの種類——統計学の基礎

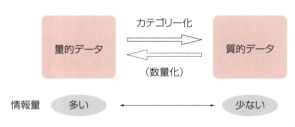

図1.2 量的変数と質的変数の変換

い質的データを情報量が多い量的データに変換すること自体に無理が伴うので，このような方法は一通りの基礎知識を得てから学ぶとよい．

実際の分析では，データの測定尺度により，どのような方法を使用できるかはおおよそ決まる．本質的に名義尺度でしか測定できないもの以外は，量的に測定できるのならば，そのままデータとして収集し，カテゴリー分けなどは必要に応じてパソコンなどを用いて行うほうが，解析の幅を広げる結果になる．

また，データは**離散データ**と**連続データ**に分類されることがある．離散データは，件数や人数のように整数の値しかとりえないデータを指す．これに対して連続データは，身長や体重のように，連続して続き，いくらでも細かく測れるデータを指す．

練習問題

1 以下の健康診断結果の各項目のデータの尺度を答えなさい．

```
1. 学年：     1年   2年   3年   4年
2. 学籍番号： 25 番
3. 性別：     1. 女性   2. 男性
4. 出生年：   1990 年
5. 血液型：   1. A型   2. B型   3. AB型   4. O型
6. 健康状態： 1. 悪い   2. 普通   3. 良い
7. 身長：     160 cm
8. 体重：     48 kg
9. 体温：     36.2 ℃
```

2 1変数の分布の図表による表現
——全体をつかむ

実験，調査などによって得られたデータは，そのままでは内容がつかめない．個人や状況に応じて値が変わるものを**変数**（variable）というが，このような場合，各変数（項目）のカテゴリー度数（人数）を求めたり，個々の変数についての分布を表や図に描いたりして，まずデータ全体の内容を把握することが必要である．

健康調査票

ID：＿＿＿＿＿＿　　氏名：＿＿＿＿＿＿＿＿

性別：（ 男 ・ 女 ）　　年齢：（　　　）歳

身長：（　　　）cm　　体重：（　　　）kg

収縮期血圧　　拡張期血圧
1回目：（　　　）mmHg　　1回目：（　　　）mmHg
2回目：（　　　）mmHg　　2回目：（　　　）mmHg

1．現在の喫煙状況はいかがですか．当てはまる番号に○をつけてください．

1．吸　う　　2．吸わない

2．お酒を飲みますか．

1．飲　む　　2．飲まない

3．あなたは，医師から疾病 A にかかっていると言われたことがありますか．

1．は　い　　2．いいえ

図 2.1　調査票の例

表2.1 図2.1の調査票を用いて得られたデータ例

ID	性別	年齢	身長	体重	収縮期血圧1回目	収縮期血圧2回目	拡張期血圧1回目	拡張期血圧2回目	喫煙状況	飲酒状況	疾病A既往状況
1	1	70	153.4	56.5	126	138	70	—	1	2	2
2	2	50	151.3	47.5	118	102	78	—	1	1	2
3	2	61	154.7	52.5	140	134	88	—	1	2	2
4	1	70	157.3	57.0	138	144	86	—	1	2	2
5	2	54	147.9	47.0	110	108	70	—	1	1	2
6	2	57	152.5	54.0	128	136	80	—	1	1	2
7	1	66	153.3	45.5	120	112	76	—	2	1	2
8	2	39	156.9	62.0	126	128	64	—	1	1	2
9	1	58	158.4	58.0	142	122	90	—	1	2	1
10	1	70	155.0	58.0	128	122	82	—	1	1	2
11	1	64	161.5	62.0	118	136	70	—	1	1	2
12	1	61	171.2	62.0	138	142	92	—	2	1	1
13	2	62	152.0	43.0	142	166	86	—	1	1	2
14	1	42	164.7	75.5	150	148	84	—	2	2	2
15	1	63	155.0	56.0	154	146	92	—	1	2	2
16	2	52	149.2	49.0	112	114	68	—	1	1	2
17	2	42	150.7	49.0	132	144	80	—	1	1	2
18	2	67	154.4	65.5	134	152	88	—	1	1	2
19	1	70	170.7	55.0	140	146	92	—	2	2	1
20	2	48	153.1	53.5	132	126	78	—	1	1	2
21	2	57	150.6	41.5	100	120	68	—	1	1	2
22	2	61	150.1	63.0	140	132	82	—	2	1	2
23	2	40	161.1	65.5	131	136	78	—	1	1	2
24	1	56	166.5	78.0	135	142	78	—	2	2	2
25	2	46	153.7	58.5	136	136	102	—	1	1	1
26	2	67	154.7	66.5	122	144	88	—	1	1	2
27	2	58	150.0	48.5	113	132	78	—	1	1	2
28	2	64	148.9	63.0	108	98	82	—	1	2	2
29	1	65	162.5	57.0	158	166	96	—	1	2	1
30	2	58	146.0	44.5	130	118	80	—	1	1	2
31	1	67	—	53.0	104	106	66	—	2	1	2
32	2	62	159.8	78.5	150	164	88	—	1	1	2
33	2	55	151.1	63.0	120	118	80	—	1	1	2
34	1	60	163.2	60.5	124	120	90	—	2	2	1
35	1	66	159.7	67.0	126	126	86	—	1	2	1
36	2	54	140.0	47.0	92	98	56	—	1	1	2
37	1	62	150.4	54.5	126	132	84	—	2	1	2
38	2	54	154.7	55.1	136	134	84	—	1	1	2
39	2	47	152.2	47.0	142	152	78	—	1	1	2
40	2	57	157.3	64.0	130	142	88	—	1	1	1
41	1	48	168.1	63.0	102	108	82	—	2	2	2
42	2	51	145.7	47.0	118	116	76	—	1	1	2
43	1	74	161.7	67.0	114	116	78	—	2	2	2
44	2	50	151.6	58.5	138	142	94	—	2	1	2
45	1	61	156.0	52.5	122	108	60	—	1	2	2
46	2	42	151.0	47.0	110	128	66	—	1	1	2
47	1	68	160.4	53.0	158	162	84	—	1	2	2
48	1	56	158.1	56.0	114	128	78	—	1	2	1
49	1	44	167.7	75.5	128	130	88	—	1	2	2
50	1	69	163.7	47.0	124	120	68	—	2	1	2

ここでは，図 2.1 の調査票を用いて 50 人を対象として調査を行い，表 2.1 に示すデータが得られたと仮定して，話を進めていこう．

調査項目（変数）は，性別，年齢，身長，体重，収縮期血圧（1 回目および 2 回目），拡張期血圧（1 回目のみ），喫煙状況，飲酒状況，疾病 A の既往状況である．

年齢（歳），身長（cm），体重（kg），収縮期血圧（mmHg），拡張期血圧（mmHg）は，測定結果をそのまま記録してある．性別，喫煙状況，飲酒状況，疾病 A の既往状況に関しては，各特性について表 2.2 に示すような数値を割り当てている．

表 2.2　各特性への数値の割り当て

性別	1：男	2：女
喫煙状況	1：タバコを吸う	2：タバコを吸わない
飲酒状況	1：酒を飲む	2：酒を飲まない
疾病 A 既往状況	1：既往あり	2：既往なし

この調査票の例では，性別，喫煙状況，飲酒状況，疾病 A の既往状況は名義尺度の質的データであり，変数それぞれに与えられた数値それ自体には意味がない．一方，年齢，身長，体重，収縮期血圧，拡張期血圧は量的データであり，数値そのものに意味がある．

2.1　質的データを図表で表示する

2.1.1　度数分布表

質的データが得られた場合，興味の対象となるのは，各項目（変数）のどのカテゴリー（選択肢）に，どのくらいの人数（度数）がいるかということであろう．

そこで質的データの場合，カテゴリーと度数を対応させ，度数の散らばりを示す**度数分布表**（単純集計表ともいう）を作成する．

表 2.1 の喫煙状況，飲酒状況に関する度数分布表は図 2.2 のようになる．喫煙状況という変数における「タバコを吸う」というカテゴリーの人の数は 37 人であり，「タバコを吸わない」というカテゴリーの人の数は 13 人である．あるカテゴリーの度数が全体に占める割合（構成割合）を**相対度数**といい，通常，％表記する．喫煙者は 74.0％，酒を飲む人は 62.0％ となっている．

2.1.2　質的データの度数分布表をグラフ化する

この単純集計表の図として，棒グラフ，帯グラフ（矩形グラフ），円グラフ（パイチャート）などがある（図 2.3）．

棒グラフは，度数（人数）あるいは相対度数を棒の長さにとり，その長さによって各カテゴリー間の関係を表すグラフである．棒グラフでは，棒の幅を等間隔にとり，棒と棒の間を離して描く．

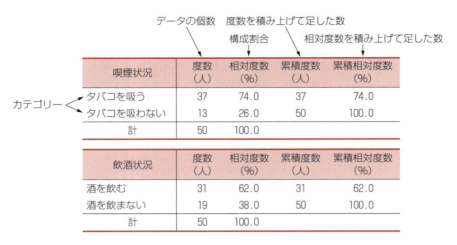

図 2.2 度数分布表の例

(a) 棒グラフの例

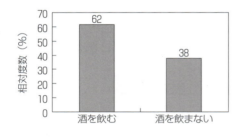

(b) 帯グラフの例（男女別の朝食の摂取状況）

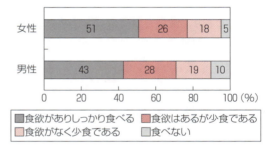

(c) 円グラフの例

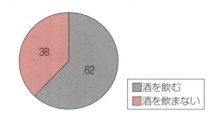

図 2.3 質的データのグラフの例

帯グラフ（矩形グラフ）は，一つの矩形（長方形）を構成割合（内訳）によって分けたものである．一つのグループだけでなく，二つ以上のグループ構成割合を比較するときに用いることもできるし，一つのグループの構成割合の時系列変化を見るときにも用いられる．

円グラフ（パイチャート）は，全体を一つの円あるいは半円で表し，その構成割合の大小を角度の大小（扇形の面積）に対応させたものである．

2.2 量的データを図表で表示する

2.2.1 度数分布表

　量的データの場合も，質的データと同様，度数分布表を作成するが，量的データは連続した単位の上でさまざまな値をとりうる．したがって，個々の特定の値ごとに，まったく同じ値をもつ人の数を数え上げるといった方法をそのまま適用することはできない．そこで，量的データの全体をいくつかに区分して，それぞれの区分を一つのカテゴリーに見立てて度数分布を作成すればよい．

　度数分布表の作成手順は以下の通りである．

① データを大きさの順に並び替え（sorting），最大値，最小値，範囲（＝最大値－最小値）を求める．
② 階級数（または階級幅）を決める．
③ 各階級を代表する階級値を求める．
④ 各階級に属するデータの個数（度数）を数える．
⑤ 各階級の相対度数を計算する．
⑥ 累積度数と累積相対度数を計算する．

　表2.1のデータのうち，1回目の収縮期血圧測定値のデータを例に，作成手順に沿って度数分布表を作成してみよう．

　手順①　データを小さいほうから大きいほうへ並べ替える（ソートする）．並べ替えによって最小値と最大値がわかり，最大値から最小値を引いた範囲（レンジ，range）がわかる（図2.4）．

　手順②　質的データと異なり，データそのままでは各値の度数が小さくなってしまう．そこで，全体をいくつかに区分することを考える．これは量的データを質的データとして扱うことであり，一種のカテゴリー化である．たとえば，表2.1の収縮期血圧を10 mmHgごとに区切ってみる．このように区切った区分を階級（class）といい，区切った幅を階級幅という．いま，仮に階級幅を10 mmHgとしたが，本来，階級幅の大きさはどのようにして決めればよいのであろうか．階級幅をあまり小さくすると階級数が多くなり，各階級の度数は不規則な変動を示し，逆に階級幅を大きくすると階級数が少なくなり，分布の型が隠されてしまう．階級幅は，測定値の範囲（最大値－最小値）を7～20等分するような適当な数（区切りのよい数）とすることが経験的によいことが知られている．

　手順③　階級幅を決めても，最初の階級をどの値から始めるかによって，度数分布の型が異なってくる．表2.3において，最初の階級の90，第2階級の100，…，第7階級の150を（階）級下限界，最初の階級の100，第2階級の110，…，第7階級の160を（階）級上限界という．各階級の階級下限界と階級上限界の中間の値を階級値とする．

　手順④　各階級に属するデータの個数（度数）を数える．表2.3の例の場合，最も度数

2章　1変数の分布の図表による表現 ── 全体をつかむ

50人の収縮期血圧データ

単位：mmHg

126	118	100	104	102
118	138	140	150	118
140	142	131	120	114
138	150	135	124	138
110	154	136	126	122
128	112	122	92	110
120	132	113	126	158
126	134	108	136	114
142	140	158	142	128
128	132	130	130	124

↓

最小値→ 92	114	126	132	140
100	118	126	132	140
102	118	126	134	142
104	118	126	135	142
108	120	128	136	142
110	120	128	136	150
110	122	128	138	150
112	122	130	138	154
113	124	130	138	158
114	124	131	140	158 ←最大値

範囲（レンジ）＝ 最大値 － 最小値 ＝ 158 － 92 ＝ 66(mmHg)

図2.4　度数分布表の作成手順①（並べ替え）

表2.3　度数分布表

階　級	階級値	度数	相対度数（%）	累積度数	累積相対度数（%）
90 mmHg 以上～100 mmHg 未満	95.0 mmHg	1	2.0	1	2.0
100　　～110	105.0	4	8.0	5	10.0
110　　～120	115.0	9	18.0	14	28.0
120　　～130	125.0	13	26.0	27	54.0
130　　～140	135.0	12	24.0	39	78.0
140　　～150	145.0	6	12.0	45	90.0
150　　～160	155.0	5	10.0	50	100.0
合　計		50	100.0		

　が多いのは収縮期血圧が 120 mmHg 以上 130 mmHg 未満の階級で，13人がその階級に入っていることがわかる．

　手順⑤　各階級の度数をデータの総数で割った値（相対度数）を計算する．これは，データ全体の大きさを1としたときの，各階級の度数が全体の中で占める割合を表す．データの総数に関係なく分布の概観を示すときに便利である．

　手順⑥　度数を下の階級から順に足していったときの度数の合計を**累積度数**，累積度数

2.2 量的データを図表で表示する

の相対度数を累積相対度数というが，これらを計算する．

なお，階級幅をそれぞれ 5 mmHg, 20 mmHg としたときの度数分布表は表 2.4 のようになる．

表 2.4 階級幅を変えた場合の度数分布表

(階級幅を 5 mmHg とした場合)

階　級	階級値	度数	相対度数 (%)	累積度数	累積相対度数 (%)
90 mmHg 以上～95 mmHg 未満	92.5 mmHg	1	2.0	1	2.0
95　　　～100	97.5	0	0.0	1	2.0
100　　　～105	102.5	3	6.0	4	8.0
105　　　～110	107.5	1	2.0	5	10.0
110　　　～115	112.5	6	12.0	11	22.0
115　　　～120	117.5	3	6.0	14	28.0
120　　　～125	122.5	6	12.0	20	40.0
125　　　～130	127.5	7	14.0	27	54.0
130　　　～135	132.5	6	12.0	33	66.0
135　　　～140	137.5	6	12.0	39	78.0
140　　　～145	142.5	6	12.0	45	90.0
145　　　～150	147.5	0	0.0	45	90.0
150　　　～155	152.5	3	6.0	48	96.0
155　　　～160	157.5	2	4.0	50	100.0
合　計		50	100.0		

(階級幅を 20 mmHg とした場合)

階　級	階級値	度数	相対度数 (%)	累積度数	累積相対度数 (%)
90 mmHg 以上～110 mmHg 未満	100.0 mmHg	5	10.0	5	10.0
110　　　～130	120.0	22	44.0	27	54.0
130　　　～150	140.0	18	36.0	45	90.0
150　　　～170	160.0	5	10.0	50	100.0
合　計		50	100.0		

2.2.2　量的データの度数分布表をグラフ化する

度数分布表を図で示す（グラフ化する）と，データ分布の型や特徴を視覚的にとらえることが容易になる．図表化する方法には，ヒストグラム，幹葉表示，度数多角形，累積度数曲線，箱ヒゲ図などがある．

（1）ヒストグラム

ヒストグラムは柱状図ともいい，柱の面積で度数（人数）を表すように描く．表 2.3, 表 2.4 をヒストグラムにしたものが図 2.5 である．柱の面積が度数に比例するから，階級幅がすべて同じであれば，柱の高さが度数に比例することになる．しかし，階級幅が均一でない場合，柱の高さでは単純に比較できないので注意しなければならない．また，ヒス

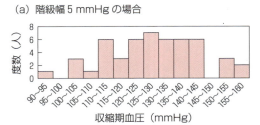
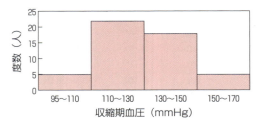

図 2.5 表 2.3, 表 2.4 のヒストグラム

トグラムは棒グラフとは異なり，隣り合った階級の柱同士は，隙間をあけず，くっつけて描く．

（2）幹葉表示

ヒストグラムでは，個々のデータをある階級でひとまとめにすることから，情報量の損失が起こる．このような情報の損失を防ぎ（個々の値を保存しながら），分布の形状を視覚的にとらえる優れた方法として**幹葉表示**（stem and leaf display）がある（図 2.6）．しかし，対象者数が多数になると（300 を超えるなど），紙面の制限などによって幹葉表示を描くことができない欠点もある．

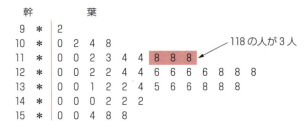

図 2.6 幹葉表示の例（表 2.3 に対応する分布）
縦線の左側は階級幅 10 mmHg の階級を示しており，木の幹とみなしている．縦線の右側には，各階級の中に入るデータの下 1 桁を小さい順に並べてあり，木の葉とみなしている．この方法だと，たとえば 110 の人が 2 人，118 の人が 3 人などのように，個々のデータ値の情報が残されている．数字を等間隔に書くことにより，数字で埋まった部分が，階級幅が均一なヒストグラムの柱の高さに対応する．したがって，幹葉表示はグラフと表の両方の機能をもっている．

（3）度数多角形

度数多角形はポリゴンともいわれ，ヒストグラムの各長方形（柱）の上辺の中点を順に直線で結んだものである．分布の概形を見るときのみでなく，二つ以上の度数分布を比較するときにも便利な方法である．その際，縦軸には，度数ではなく相対度数（割合）をとる（図2.7）．

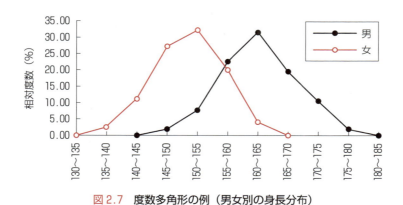

図2.7　度数多角形の例（男女別の身長分布）

（4）累積度数曲線

累積度数曲線は，累積度数あるいは累積相対度数を縦軸にとり，測定（計量）値を横軸にとり，それぞれの点を結んだものである（図2.8）．

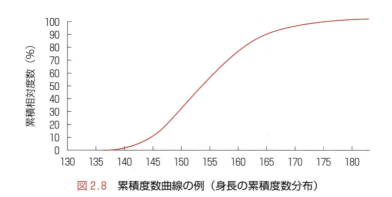

図2.8　累積度数曲線の例（身長の累積度数分布）

累積相対度数曲線において，縦軸の値がa%のときの測定（計量）値をaパーセンタイルという．50パーセンタイルは中央値（中位数，メディアン）とよばれ，25，50および75パーセンタイルは，それぞれ第1四分位数（クォータイル），第2四分位数および第3四分位数ともよばれる（図2.9）．

50パーセンタイルは，データを大きさの順に並べたときに，ちょうど中央に位置するデータの値のことである．たとえば，標本サイズ（データの数）が五つのときは3番目の大

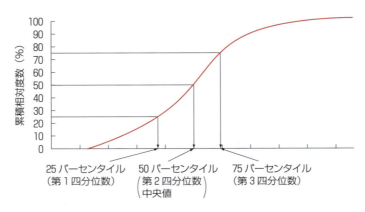

図 2.9　累積度数曲線における四分位数

きさの測定値となる．このようにデータの数が奇数の場合には，中央の順位の測定値は確定する．

　一方，データの数が偶数の場合は，通常，中央の二つの測定値を足して 2 で割った値（二つの中央の測定値の平均）とする．たとえば標本サイズが 6 のときは，3 番目と 4 番目の大きさの測定値の平均値とする．50 パーセンタイルのときはこれでいいが，そのほかのパーセンタイルの場合，その特定の方法はさまざまである．標本サイズが n のとき，p パーセンタイルを求める一般的な方法は以下の通りである．

　$n \times p/100$ を整数部 j と小数部 g に分解する．$g > 0$（整数ではない）のときは，データを小さい順に並べた場合の $j+1$ 番目の測定値となる．$g = 0$（整数である）のときは，データを小さい順に並べた場合の j 番目と $j+1$ 番目の測定値を足して 2 で割った値とする．

　たとえば，n が 100 のときの 25 パーセンタイルを求める場合，$100 \times 25/100 = 25.0$ であるから，25 番目と 26 番目の測定値を足して 2 で割った値を 25 パーセンタイルとする．

　n が 150 のときの 25 パーセンタイルを求める場合は，$150 \times 25/100 = 37.5$ であるから，38 番目の測定値を 25 パーセンタイルとする．

例題 2.1

　データ (18, 19, 20, 13, 12, 11, 17, 14, 15, 16) を大きい順に並べ直して，25 パーセンタイル (P_{25})，50 パーセンタイル (P_{50})，75 パーセンタイル (P_{75}) を求めなさい．

解　答

　データを大きい順に並べ替えると

　　20, 19, 18, 17, 16, 15, 14, 13, 12, 11

となり，データの数 n は 10 である．

　25 パーセンタイルは，$10 \times 25/100 = 2.5$ であるから，小さいほうから 3 番目の値

(13) となる．

50 パーセンタイルは，$10 \times 50/100 = 5$ であるから，5 番目の値（15）と 6 番目の値（16）を足して 2 で割った値（15.5）となる．

75 パーセンタイルは，$10 \times 75/100 = 7.5$ であるから，小さいほうから 8 番目の値（18）となる．

（5）箱ヒゲ図

箱ヒゲ図（box plot）は，データの分布を概略的に把握するのに便利なグラフである．あまりスペースをとらずに一つの箱ヒゲ図で一つのグループの分布を描けるため，複数の分布を比較するときにもよく用いられる．

箱ヒゲ図は，第 1 四分位数と第 3 四分位数によって長方形を構成し，その中に中央値を表す線を引く．

そして図 2.10（a）のように，外れ値を示すため，長方形の上下に第 3 四分位数から第 1 四分位数を引いた値（四分位レンジ）（図では IQR で表されている）の 1.5 倍の長さの線分を引き，それより小さかったり大きかったりする値を白点によって表示する．

ただし，最小値や最大値がこの線分の内側にくる場合は，線分の長さを最小値や最大値の位置で止める．

さらに図 2.10（b）は，外れの程度が大きいものと，そうでないものを区別するための表示であり，長方形の上下に四分位レンジの 3.5 倍の位置を考え，それより小さかったり大きかったりする値を白点で表す．

このように基本的な箱ヒゲ図は，中央値と四分位数を用いて表示するが，平均値および標準偏差（後述）を用いることもある．その場合は，そのことを明記しておく必要がある．

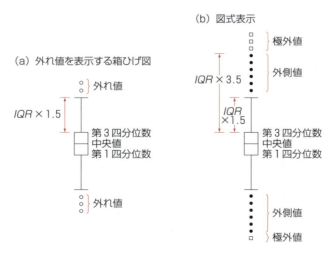

図 2.10　箱ヒゲ図の描き方

練習問題

1 ヒストグラムに関する記述である．○か×か．保健
① 連続量や度数の経時的変化を折れ線で示す．
② 名義尺度の度数の分布を棒の高さとして示す．
③ ある範囲にある連続量の度数を面積の大きさとして示す．
④ 標本がもつ二つの連続量をプロットして，その関連を示す．

2 25人の体重（kg）のデータを下の表に示す．中央値はどれか．保健

39					
42	44				
47	48				
50	51	54	54		
56	57	57	58		
60	61	61	62	63	64
66	67	67	69		
70	73				

① 57　　② 58　　③ 59　　④ 60

3 ある町の基本健康診査受診者の収縮期血圧の度数分布を下の表に示す．低いほうから第3四分位点はどの範囲に属するか．保健

収縮期血圧（mmHg）	人数（人）
100～109	15
110～119	35
120～129	90
130～139	160
140～149	180
150～159	130
160～169	80
170～179	70
180～189	35
190～199	5
合　計	800

① 130～139　　② 140～149　　③ 150～159　　④ 160～169

4 統計グラフで正しいのはどれか．保健
① 回帰直線の傾きは相関係数と一致する．
② パイチャートは経時的変化を表す場合に適している．
③ ヒストグラムは度数分布を面積の大きさで表す．
④ 帯グラフは，同一集団における頻度を対比する場合に用いる．

5 表2.1のデータのうち，身長と体重の度数分布表を作成し，幹葉表示，ヒストグラム，度数多角形，累積度数曲線を描きなさい．また，身長と体重の25パーセンタイル，50パーセンタイル，75パーセンタイルを求めなさい．

6 表 2.1 のデータのうち，収縮期血圧の 1 回目と 2 回目の測定値の度数多角形を同一の座標に描き，分布の相違を確認しなさい．また，1 回目と 2 回目の測定値の箱ヒゲ図を並べて描き，同様に分布の相違を確認しなさい．

7 ある地域集団 1500 人（30〜49 歳，女性）に対して行った食事調査の結果から，カルシウム摂取量の分布を下の表に示す．

習慣的な 1 日あたりのカルシウム摂取量（30〜49 歳，女性）

パーセンタイル	10	25	50	75	平均値
摂取量（mg）	287	391	556	770	610

摂取量が 550 mg/日以下の者の割合はどれか．栄養
① 10% 未満　② 10% 以上 25% 未満　③ 25% 以上 50% 未満
④ 50% 以上 75% 未満　⑤ 75% 以上

3 1変数の分布の指標による表現
——特性を示す

2章で見たように，原データを度数分布表にまとめ，グラフ化することによって分布の型の特徴をつかむことができる．しかし，データの特徴をもっと客観的に記述する，あるいは二つ以上の異なった分布を比較するためには，数値的指標によってデータの特性を表したほうがよい場合がある．データの特性を表す数値的指標を**統計量**（statistic）という．データの分布に関する統計量には，① 分布の中心的な位置（代表値）に関するもの，② バラツキ（分布の広がり，散布度）に関するもの，③ 分布の形状に関するものがある．

3.1 代 表 値

代表値（average）は分布を代表する一つの値であり，分布の中心的な位置（中心傾向）を示す．代表値には大きく，① 平均値，② 中央値（中位数，メディアン），③ 最頻値（モード）の三つがある．

3.1.1 平 均 値

平均値（mean）で最も一般的なものは算術平均（相加平均ともいう）である．データの中心を表すものとして，日常生活でも頻繁に用いられているのが，この算術平均である．通常，単に平均とよばれている．平均身長，平均体重，平均得点といったように分布を代表する一つの値であり，分布の重心を表す．

算術平均は，すべてのデータの値を合計し，その和を標本サイズ（データの数）で割って求められる．これを数式で表すと

$$（算術）平均値 = \frac{データの値(観測値)の合計}{標本サイズ} \tag{3.1}$$

である．この式を記号で書いてみよう．数学嫌いという人も多いかもしれないが，いろいろな記号をある程度理解しないと，統計学を「お話」以上に使いこなせないのも事実である．

いま，データを数字ではなく，「$x_1, x_2, \cdots, x_n$」のように書くことにする．x が数字の代用品ということになるが，その横についている 1，2，$\cdots$，n の小さな数字と記号（添え字）は，データの番号を示すものである．したがって，x_1 は 1 番目の人のデータ，x_2 は 2 番目の人のデータ，x_n は n 番目の人のデータということになる．また，人数は n という記号で代用することが多い．これは英語の number（人数，個数）の頭文字からきており，英語圏の人にとっては自然な発想であろう．ここで平均値を $\bar{x}$（エックスバーと読む）とすると

$$平均値\ \bar{x} = \frac{x_1 + x_2 + \cdots + x_n}{n} = \frac{\sum_{i=1}^{n} x_i}{n} \tag{3.2}$$

と書くことができる．ここで $\sum_{i=1}^{n} x_i$ という記号がでてきたが，これは「1 番目から n 番目までのすべてのデータの和を計算しなさい」という記号である．

この後もさまざまな数式が出てくるが，式 (3.1) のように数学記号をできる限り少なくした表記法とともに，式 (3.2) のように数学記号を使った表記法を示すようにしているので，慣れていってほしい．

この算術平均は，各データを均等に扱っていることから，相加平均とか単純算術平均ともよばれる．

平均値には，算術平均のほか，調和平均，幾何平均などがある．

調和平均は逆数の算術平均（相加平均）の逆数であり，速度の平均を求めるときなどに用いられる．

$$調和平均 = \frac{標本サイズ}{\frac{1}{各データ値}の全体の和} = \frac{n}{\sum_{i=1}^{n} \frac{1}{x_i}} \tag{3.3}$$

行きが時速 40 km，帰りが時速 60 km のときの平均時速を求めるときなどに便利である．

$$平均時速 = \frac{2}{\frac{1}{40} + \frac{1}{60}} = 48\ (\text{km/h})$$

幾何平均（相乗平均）は，原データの対数をとり，その平均を指数変換でもどしたものである．すなわち，すべてのデータを掛け合わせたものの累乗根が幾何平均となる．

$$幾何平均 = \sqrt[n]{各データの積} = \sqrt[n]{x_1 \times x_2 \times \cdots \times x_n} \tag{3.4}$$

これは人口の増加率といった成長率の平均を求めるときなどに用いられる．

一般に，算術平均 $\geq$ 幾何平均 $\geq$ 調和平均 の関係が成立する．

なお，調和平均も幾何平均も比尺度でないと使うことができないが，算術平均は間隔尺度でも使うことができる．

3.1.2 中央値

中央値（median）は中位数，メディアンともよばれ，データを大きさの順に並べたときにちょうど中央に位置するデータの値のことである．前章で述べた 50 パーセンタイルは中央値である．中央値の求め方は前章を参照していただきたい．

3.1.3 最頻値

最頻値（mode）は並み数，モードともよばれ，文字通り最も頻繁に出現する（最も頻度の高い）データのことである．分布の形状が単峰形（山が一つの形）であれば，その分布の頂点に対応するデータを指す．度数分布表では最も度数の大きい階級値である．たとえば，次のデータ「1，2，3，3，4，5」の場合，3 が最頻値となる．しかし，データによっては簡単に最頻値を求められないことも多い．

データの種類と使用できる代表値との関係を表 3.1 に示す．

表 3.1　データの種類と代表値との関係

データの種類		代表値		
		平均値	中央値	最頻値
質的データ（計数データ）	名義尺度	×	×	○
	順序尺度	△	○	○
量的データ（計量データ）	間隔尺度	○	○	○
	比尺度	○	○	○

○：使用可能，×：使用不可，△：原則は×であるが，便宜的に○とすることもある．

3.1.4 どの代表値を用いるか

データの分布が左右対称であれば，平均値も中央値も最頻値も一致する．この場合は，どの代表値を用いてもあまり差はないが，平均値が代表値として用いられることが最も多い．

左右どちらかに歪んでいると，それらは一致しない（図 3.1）．そのような場合，どれを代表値として用いるかは，各代表値の特徴（表 3.2）を十分に理解したうえで決めるべきである．

たとえば年収の分布などは，図 3.1 のような右にすそを引いた分布になることが知られている．この場合，最頻値，中央値，平均値の順に大きくなる．よく公表される平均年収より年収が少ない人は，平均年収より年収が多い人に比べて多くなっている．自分の年収が平均年収より少ないと嘆く人のほうが多いのである．このような場合，代表値としては，中央値か最頻値を用いたほうが，より実状（実感）に近くなる．

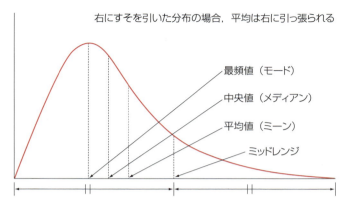

図 3.1 各代表値の位置関係
実際のデータの分布はこのようなきれいな曲線にはならないが，ここでは仮想的なグラフとして示している．

表 3.2 各代表値の利点・欠点

	利 点	欠 点
平均値	すべてのデータ情報を利用している 推測統計での利用価値が高い 数学的に扱いやすい 必ず定まる	外れ値の影響を受けやすい 分布の形を反映しないことがある
中央値	外れ値の影響を受けにくい 必ず定まる	データのすべての情報を利用していない 数学的に扱いにくい
最頻値	外れ値の影響を受けにくい	データのすべての情報を利用していない 数学的に扱いにくい 常に一つとは限らず，定まらない場合もある

3.2 散布度

散布度（degree of dispersion）は，分布のバラツキ（分布の広がり，散らばり）を表す指標である．図 3.2 のように，代表値が同じであってもデータの分布範囲が異なることは，散布度によって表現される．

散布度としてよく用いられるものには，**分散**（variance），**標準偏差**（standard deviation），**不偏分散**（unbiased variance）などがある．

3.2.1 分散，標準偏差，不偏分散

標本サイズ（データの数）が n のデータがあるとする．これらすべてのデータの情報を使って，分布のバラツキ（散らばり）を考えてみる．すなわち，個々のデータが分布の代表値からどれくらい離れているか（ずれているか）という情報を使って，分布のバラツキ（散らばり）を表すことができる．このずれを**偏差**という．

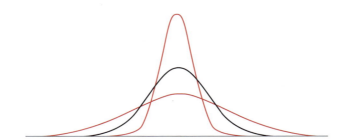

図 3.2　代表値は同じでも散布度が違う分布
三つの分布は平均値,中央値,最頻値のいずれも同じであるが,分布範囲は明らかに異なっている.この違いは,分布の散らばりを示す散布度という指標によって記述することができる.

　　偏差 ＝ 個々のデータ － 代表値

たとえば,後出の図 3.3 を見ると,ID ナンバー 1 の人の血圧は 126 で,平均値は 127.58 なので,偏差は 126 － 127.58 ＝ －1.58 になる.

偏差には,平均値からの偏差,中央値からの偏差があるが,代表値として平均値が多く用いられるので,単に偏差といえば,平均値からの偏差を指す.

$$(平均値からの)偏差\ d_i = 個々のデータ － 平均値 = x_i - \bar{x} \tag{3.5}$$

この偏差を合計し,それを標本サイズ(データの数)で割って,平均値からのずれの平均値を分布のバラツキの尺度として使えるかを考えてみる.

結論からいえば,この値はバラツキの尺度としては使えない.偏差の合計は,正(プラス)の符号と負(マイナス)の符号とが打ち消し合って,0 となるからである(確かめてみてほしい).

偏差の符号を消す(符号の影響をなくす)ためには,① 偏差の絶対値(**絶対偏差**)をとるか,② 偏差を二乗(**偏差平方**)するかのどちらかになる.

絶対偏差を合計して,その値を標本サイズで割った値を**平均偏差**という.

$$平均偏差 = \frac{平均値からの偏差の絶対値の合計}{標本サイズ} = \frac{\sum_{i=1}^{n}|x_i - \bar{x}|}{n} \tag{3.6}$$

ただし,操作の容易さ,背後にある統計理論の有利さという観点から,平均偏差ではなく偏差平方が使われる.

$$偏差平方 = (個々のデータ － 平均値)の二乗 = (x_i - \bar{x})^2 \tag{3.7}$$

個々のデータの偏差平方の合計を**変動**(**偏差平方和**)という.

$$変動 = 偏差平方和 = (個々のデータ － 平均値)の二乗の合計$$
$$= \sum_{i=1}^{n}(x_i - \bar{x})^2 \tag{3.8}$$

変動を標本サイズで割った値を**分散**（variance）といい，この分散が分布のバラツキを表す指標として用いられる．分散は偏差平方の平均値であり，1人（個）あたり平均的にどれくらいばらついているかの指標となっている．

$$\text{分散}\, V = \frac{\text{変動}}{\text{標本サイズ}} = \frac{\text{偏差平方和}}{\text{標本サイズ}} = \frac{\sum_{i=1}^{n}(x_i - \bar{x})^2}{n} \tag{3.9}$$

なお，分散は以下の式（3.10）でも求めることができ，電卓で分散を求めるときは，こちらの式を用いるほうが簡便である．

$$\text{分散}\, V = \frac{\text{個々のデータの二乗の合計}}{\text{標本サイズ}} - \left(\frac{\text{個々のデータの合計}}{\text{標本サイズ}}\right)\text{の二乗}$$

$$= \frac{\sum_{i=1}^{n} x_i^2}{n} - \left(\frac{\sum_{i=1}^{n} x_i}{n}\right)^2 \tag{3.10}$$

分散は元のデータが二乗されているため，分散の単位も元のデータの二乗になっている．そこで，バラツキの尺度の単位を元のデータと同じ単位をもつようにするため，分散の平方根をとったものを**標準偏差**という．

$$\text{標準偏差}\, S = \sqrt{\text{分散}} = \sqrt{\frac{\sum_{i=1}^{n}(x_i - \bar{x})^2}{n}} \tag{3.11}$$

変動を標本サイズ n で割ったものが分散であるが，**不偏分散**は変動を標本サイズ $-1\,(n-1)$ で割ったものである．

$$\text{不偏分散}\, U = \frac{\text{変動}}{\text{標本サイズ}-1} = \frac{\text{偏差平方和}}{\text{標本サイズ}-1} = \frac{\sum_{i=1}^{n}(x_i - \bar{x})^2}{n-1} \tag{3.12}$$

不偏分散は，データの散らばりを表すと同時に，そのデータが得られた母集団（後述）における散らばりの推定量（母分散の不偏推定量）でもある．

不偏分散と分散との関係は

$$\text{不偏分散} = \frac{\text{標本サイズ}}{\text{標本サイズ}-1} \times \text{分散} = \frac{n}{n-1} \times \text{分散} \tag{3.13}$$

となり，不偏分散の値は分散より大きくなる．標本サイズが大きくなると，分散の値と不偏分散の値の違いは小さくなって，ほぼ同じように見えるが，両者の考え方には明確な違いがあることに留意する必要がある．

前章の表 2.1 のデータのうち，1 回目の収縮期血圧測定値について，平均値，分散，標準偏差，不偏分散を求める手順を示したものが図 3.3 である．

なお，電卓で実際に計算するには人数が多いので，図 3.3 のデータのうち，ID が 1〜5

3章 1変数の分布の指標による表現 —— 特性を示す

ID	収縮期血圧1回目	（平均からの）偏差	偏差平方
1	126	−1.58	2.4964
2	118	−9.58	91.7764
3	140	12.42	154.2564
4	138	10.42	108.5764
5	110	−17.58	309.0564
6	128	0.42	0.1764
7	120	−7.58	57.4564
8	126	−1.58	2.4964
9	142	14.42	207.9364
10	128	0.42	0.1764
11	118	−9.58	91.7764
12	138	10.42	108.5764
13	142	14.42	207.9364
14	150	22.42	502.6564
15	154	26.42	698.0164
16	112	−15.58	242.7364
17	132	4.42	19.5364
18	134	6.42	41.2164
19	140	12.42	154.2564
20	132	4.42	19.5364
21	100	−27.58	760.6564
22	140	12.42	154.2564
23	131	3.42	11.6964
24	135	7.42	55.0564
25	136	8.42	70.8964
26	122	−5.58	31.1364
27	113	−14.58	212.5764
28	108	−19.58	383.3764
29	158	30.42	925.3764
30	130	2.42	5.8564
31	104	−23.58	556.0164
32	150	22.42	502.6564
33	120	−7.58	57.4564
34	124	−3.58	12.8164
35	126	−1.58	2.4964
36	92	−35.58	1265.9364
37	126	−1.58	2.4964
38	136	8.42	70.8964
39	142	14.42	207.9364
40	130	2.42	5.8564
41	102	−25.58	654.3364
42	118	−9.58	91.7764
43	114	−13.58	184.4164
44	138	10.42	108.5764
45	122	−5.58	31.1364
46	110	−17.58	309.0564
47	158	30.42	925.3764
48	114	−13.58	184.4164
49	128	0.42	0.1764
50	124	−3.58	12.8164
合　計	6379	0.00	10818.1800	← 変動（偏差平方和）
平均値	127.58	0.00	216.3636	← 分散（＝変動/50）
			220.779184	← 不偏分散（＝変動/49）
平方根			14.7093032	← 標準偏差（＝分散の平方根）

図3.3　分散，標準偏差，不偏分散の計算例

3.2 散布度

の5人分の1回目の収縮期血圧測定値について，平均値，分散，標準偏差，不偏分散を求めてみよう．式（3.9）で計算する際には，以下の2点に注意する．

① 平均値を表記する場合，元データより1桁多くする（2桁多く計算し，その2桁目を四捨五入する）．
② 分散，標準偏差，不偏分散などの計算に際しては，四捨五入した平均値を用いると「まるめの誤差」が生じる危険性があるので，計算の途中では細かく計算し，最終的な結果において元データより1桁多く表記する．

式（3.10）を用いて，5人分の収縮期血圧（126, 118, 140, 138, 110）を電卓で計算する方法を以下に示す．

【平均値の計算】
・ MC を押す（画面に「M」が表示されていないことを確認する）．
・ 126 M+
・ 118 M+
・ 140 M+
・ 138 M+
・ 110 M+ と全データを入力する．
・ MR ÷ 5(標本サイズ) = と押す．
・ 平均値 126.4 が表示される．

【分散の計算】
・ MC を押す（画面に「M」が表示されていないことを確認する）．
・ 126 × = M+
・ 118 × = M+
・ 140 × = M+
・ 138 × = M+
・ 110 × = M+ と全データを入力する．
・ 126.4（先に求めた平均値）× = × 5(標本サイズ) M− と押す．
・ MR を押し，÷ 5(標本サイズ) = と押す．
・ 分散 131.84 が表示される．

標準偏差は分散の平方根なので，分散の値が表示された後に $\sqrt{}$ を押せば，標準偏差 11.48 が表示される．

不偏分散を計算する場合は，最後の標本サイズを入力するところに「標本サイズ − 1」の値を入れてやればよい．

なお，これらの指標は，データを Microsoft EXCEL に入力しておくと，EXCEL の統

計関数を用いて求めることができる．

　平均値：AVERAGE（データ範囲）

　分散：VAR.P（データ範囲），不偏分散：VAR.S（データ範囲）

　標準偏差：STDEV.P（データ範囲），不偏標準偏差：STDEV.S（データ範囲）

3.2.2　変動係数

　データのバラツキ具合をグループ間や変数間で比較するとき，双方の単位が同じで平均がほぼ等しいときは，標準偏差の大きさでバラツキの違いを判定できる．しかし，双方の単位は同じであるが平均が違うときや，双方の単位が違うとき（kg と g, kg と m など），バラツキの比較を標準偏差で判定することはできない．

　そのような場合，標準偏差の大きさが平均値の大きさに対してどの程度の割合を占めるかを表す**変動係数**（coefficient of variance）を用いるとよい．

　変動係数 CV は，標準偏差 S を平均値 $\bar{x}$ で割ったもので，通常は 100 を掛けて ％ で表す．

$$変動係数\, CV = \frac{標準偏差}{平均値} \times 100 = \frac{S}{\bar{x}} \times 100 \,(\%) \tag{3.14}$$

表 2.1 のデータのうち身長と体重の変動係数を求めてみると，表 3.3 のようになる．

表3.3　身長と体重のバラツキの比較

	身長（cm）	体重（kg）
平均値	155.912	57.012
標準偏差	6.661	8.983
変動係数（％）	4.3	15.8

　体重の変動係数が 15.8％ で，身長の変動係数 4.3％ の 4 倍弱であり，体重のバラツキのほうが身長のバラツキより大きいことがわかる．

　変動係数は平均値を基準とした相対的散布度であり，単位がない（通常は ％ 表示）．したがって，データの測定単位を気にせず，各分布のバラツキ具合を比較することができる．変動係数は，測定の精度管理の指標や，食品摂取量，栄養素摂取量などの個人内変動，個人間変動の指標などとして使用されることもある．

　なお，Microsoft EXCEL で変動係数を求めるには，式（3.13）より

$$変動係数 = \frac{\text{STDEV.P}（データ範囲）}{\text{AVERAGE}（データ範囲）} \times 100$$

とすればよい．

3.3 分布の形状

分布の形状を表す統計量も考えられており，それらには歪度と尖度がある．

歪度は，分布が左右対称になっているかどうか（分布の歪み）を表す指標である．

$$歪度 = \left(\frac{観測値 - 平均値}{標準偏差}\right)^3 の平均 = \frac{1}{n}\sum_{i=1}^{n}\left(\frac{x-\bar{x}}{S}\right)^3 \tag{3.15}$$

歪度の値が正であれば，それは左方遠くにデータがあり，右方遠くにはデータがほとんどないような分布である．

負であれば，それは右方遠くにデータがあり，左方遠くにはデータがほとんどないような分布である（図3.4）．

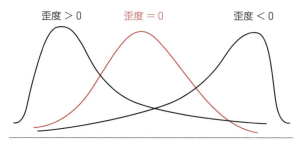

図3.4 歪度の違い

分布の形が左右対称であれば，歪度は0となるが，0であるからといって，必ずしも左右対称を示すとは限らないことに注意が必要である．

尖度は，分布のとがり具合を表す指標である．

$$尖度 = \left(\frac{観測値 - 平均値}{標準偏差}\right)^4 の平均 - 3 = \frac{1}{n}\sum_{i=1}^{n}\left(\frac{x-\bar{x}}{S}\right)^4 - 3 \tag{3.16}$$

尖度の値が正であれば，とがりが鋭くなり，負の値であれば，とがりが鈍い分布となる（図3.5）．正規分布（左右対称の度数曲線をもつ分布．詳しくは5章を参照）の場合，尖度は0である．

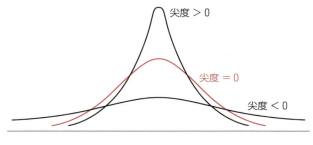

図3.5 尖度の違い

3章　1変数の分布の指標による表現 —— 特性を示す

2章および本章で見てきたように，1変数の分布を表す方法とその特徴は表3.4のようになる．

表3.4　1変数のデータ表現方法

		図表による表示	指標（数値要約）	
データの種類	質的データ 計数データ （定性的データ）	単純集計表 棒グラフ，帯グラフ（矩形グラフ），円グラフ（パイチャート）など	割合（構成割合など），比率	
	量的データ 計量データ （定量的データ）	度数分布表 ヒストグラム，度数多角形（ポリゴン），累積度数曲線，幹葉表示，箱ヒゲ図など	代表値	平均値，中央値，最頻値
			散布度	範囲，分散，標準偏差，不偏分散など
			分布の形状	歪度，尖度
			相対的指標	変動係数
特徴	メリット	全体的，総合的，視覚的	客観的，厳密，効率的	
	デメリット	紙面をとる 受け取り方が人によって異なる 意図的に主張したい部分を強調できる 複雑な数学的分析ができない	全体像を判断しにくい 間違いを発見しにくい	

練習問題

1 単位が同じである統計値の組合せはどれか．保健
　① 中央値 ― 第1四分位数
　② 平均値 ― 分散
　③ 最頻値 ― 変動係数
　④ 分散 ― 範囲

2 デジタル血圧計で測定した被検者10人の収縮期血圧を下の表に示す．この表から（A）の数値を算出した．（A）が表しているのはどれか．保健

ケース番号	収縮期血圧 (mmHg)	左記収縮期血圧の 平均値からの偏差	左記収縮期血圧の 偏差の二乗
1	120	−3.5	12.25
2	111	−12.5	156.25
3	98	−25.5	650.25
4	126	2.5	6.25
5	129	5.5	30.25
6	150	26.5	702.25
7	144	20.5	420.25
8	128	4.5	20.25
9	130	6.5	42.25
10	99	−24.5	600.25
合　計	1235	—	2640.50
合計÷ケース数	123.5	—	(A) 264.05

① 分散　　② 幾何平均　　③ 平均偏差　　④ 標準偏差

3 集団に対して，ある物質の血中濃度を測定した結果を下の表に示す．この集団を代表するのに適した数値はどれか．保健

測定値	3000	250	200	150	120	100
人　数	1	2	3	5	7	2

① 3000　　② 250　　③ 200　　④ 150　　⑤ 100

4 下の図は健康教室参加者 20 人の収縮期血圧の分布である．おもな代表値は，平均値 147.3 mmHg，幾何平均値 145.5 mmHg，中央値 139 mmHg，最頻値 130〜139 mmHg である．この集団の代表値で最も適切なのはどれか．保健

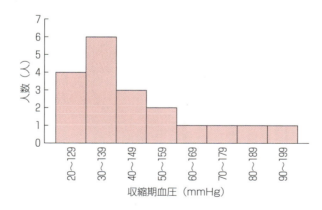

① 平均値　　② 幾何平均値　　③ 中央値　　④ 最頻値

5 表 2.1 のデータのうち，計量データの代表値（平均値，中央値，最頻値），散布度（分散，不偏分散）を求めなさい．

6 元のデータを a 倍したデータの平均値と分散は，元のデータの何倍になるか．また，元のデー

タに b を加えたデータの平均値と分散は，元のデータと比較するとどのようになるか．

7 変動係数を求めることが意味のある尺度は，比尺度，間隔尺度，順序尺度，名義尺度のうちのどれか．

8 100人を対象に各12日間の食事記録を行い，栄養素ごとに摂取量の個人内，個人間の変動係数（$CV\%$）を算出した．炭水化物の個人内変動は30%，個人間変動は15%であった．ビタミンAの個人内変動は100%，個人間変動は30%であった．この調査に関する記述として正しいのはどれか． 栄養

① 個人の摂取量を把握するためには，ビタミンAは炭水化物より長い調査日数が必要である．
② 個人の摂取量を把握するためには，炭水化物とビタミンAでは同じ調査日数が必要である．
③ 摂取量の個人差は，炭水化物のほうがビタミンAより大きい．
④ 摂取量を把握するために必要な調査日数は，個人のほうが集団より短い．
⑤ 摂取量を把握するために必要な調査日数は，個人と集団で同じである．

9 ある集団において，食事記録法により把握したビタミンB_1摂取量のデータを解析した．ビタミンB_1を含むサプリメント摂取による外れ値の影響を受けやすい指標はどれか．二つ選びなさい． 栄養

① 平均値　　② 最頻値　　③ 中央値　　④ 変動係数　　⑤ 25パーセンタイル

4 2変数の同時表現
——関係を探る

　データ解析を行っていくとき，変数（項目）間の関係を調べたい場合がある．その基本として，この章では同時に二つの変数を表す方法について述べる．

　2変数の関係を調べる場合，変数の種類（**質的変数**，**量的変数**）の組合せによって図表化と**数値要約**の方法が決まる（表4.1）．

表4.1　2変数を同時に表現する（関係を探る）方法

変数の組合せ	図表化	数値要約
質的変数と質的変数	クロス表	関連係数（属性相関係数） クラメールの関連係数 φ係数　など
量的変数と量的変数	散布図・相関図（相関表） 回帰直線	共分散（共変動） 相関係数 回帰係数 決定係数（寄与率）
質的変数と量的変数	（散布図）	相関比

4.1　質的データ同士を表示する

4.1.1　クロス表

　2変数が質的データ（計数データ）である場合，この変数のことを**項目**（item）とよぶ．両項目間の関連を調べる，あるいは度数分布の相違を調べるためにまず行うことは，**クロス表**（cross table）の作成（クロス集計，cross tabulation）である．クロス表は**分割表**（contingency table）ともよぶ．2項目間のクロス表をとくに二重クロス表といい，同時に3項目以上を取り出し，その組合せに対してつくられたクロス表を**多重クロス表**という．

　たとえば，ある疾病に対して2種類の薬（A薬とB薬）がある．この2種類の薬の効き目に違いがあるかどうかを検討するため，25人にA薬を，26人にB薬を投薬し，それぞれの患者の症状改善状況を調べたところ，表4.2のようになった．

4章 2変数の同時表現 ── 関係を探る

表 4.2 薬の投与と改善状況一覧

患者 No.	投与薬	症状改善状況
1	A	著効*
2	A	有効
3	B	不変
4	A	悪化
⋮	⋮	⋮
51	B	著効

＊ 薬がよく効くこと．

これは，薬の種類と症状改善状況の関連を調べることにほかならない．このとき，二つの項目のクロス表を作成することから始める（表 4.3）．

表 4.3 表 4.2 のクロス表

		症状改善状況				計
		著効	有効	不変	悪化	
薬の種類	A薬	8	10	6	1	25
	B薬	3	9	10	4	26
計		11	19	16	5	51

クロス表の縦方向（項目では各行）にある変数を表側，横方向（項目では各列）にある変数を表頭という（図 4.1）．

クロス表において，項目を構成する属性をカテゴリー（category）という．図 4.1 の表側にある A 薬と B 薬がカテゴリーである．また，表頭の著効，有効，不変，悪化もカテゴリーである．

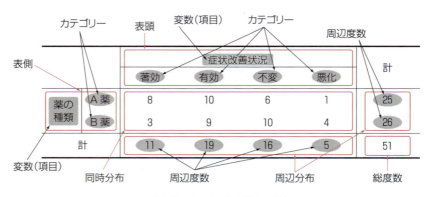

図 4.1 クロス表の基本用語

一つ一つのます目をセルという．この例は行数が 2 で，列数が 4 であるから，2×4 クロス表（$k \times \ell$ クロス表）という．2×2 クロス表（分割表）をとくに四分表という．

たとえば，性別という項目は男と女という二つのカテゴリーから構成される．性別のように二つのカテゴリーからなる場合を**二分法**（dichotomy）であるといい，三つ以上のカテゴリーからなる場合を**多分法**（polychotomy, manifold classification）であるという．

一方の項目が k 個のカテゴリー（k 行）からなり，他方の項目が ℓ 個のカテゴリー（ℓ 列）からなる場合のクロス表を $k \times \ell$ クロス表あるいは $k \times \ell$ 分割表という．

たとえば，3×3 クロス表では $3 \times 3 = 9$ 個のカテゴリーの組合せができる．これらの組合せの一つ一つを**セル**（cell）といい，クロス表の各セルの中には度数（人数，匹数など）が入る．両項目が二つのカテゴリーからなるクロス集計表，すなわち 2×2 クロス集計表では四つのセルができ，これをとくに**四分表**（fourfold table）ということもある．

各行や各列の合計度数を**周辺度数**といい，各行・各列の分布を**周辺分布**という．各セルの度数の分布は**同時分布**とよばれる．全体の度数は**総度数**とよばれる．

クロス表を作成する際，どちらの変数を行にして，どちらを列にするかについては，統一された決まりはない．ただし，○別に見た△の分布を見たいのであれば，○を表側にすることが一般的である．表 4.3 では，薬の種類別に見た症状改善状況を見るため，薬の種類を表側にしている．

クロス表では，① 各行における列変数の相対度数，② 各列における行変数の相対度数，③ 全体（総度数）に対する各セルの相対度数という 3 種類の相対度数を算出できる．しかし，すべてを記述すると表が煩雑になるので，集計の目的に応じた相対度数を記述しておくとよい（表 4.4）．

表 4.4　表 4.3 のクロス表に相対度数を挿入したもの

		症状改善状況				計
		著効	有効	不変	悪化	
薬の種類	A薬	8 (32.0%)	10 (40.0%)	6 (24.0%)	1 (4.0%)	25 (100.0%)
	B薬	3 (11.5%)	9 (34.6%)	10 (38.5%)	4 (15.4%)	26 (100.0%)
計		11 (21.6%)	19 (37.3%)	16 (31.4%)	5 (9.8%)	51 (100.0%)

4.1.2　質的 2 変数間の関連指標

質的 2 変数間に何らかの関連があるということを考える前に，その逆の 2 変数が独立（無関連）である状況を考えてみよう．それは，表 4.5 のように各行の分布が行の周辺分布と同じ（各列の分布が列の周辺分布と同じ）であるとき，両変数は互いに何の影響も及ぼしておらず，2 変数は独立（無関連）であるといえる．

表4.5 独立（無関連）である場合

変数A＼変数B	B_1	B_2	B_3	計
A_1	6	6	6	18
A_2	6	6	6	18
A_3	6	6	6	18
計	18	18	18	54

これに対して2変数が独立でない極端な例は，表4.6や表4.7のように，A_1，A_2，A_3のどれが生じるかが完全にBに依存している状態（A_1が生じるのはBがB_1のときのみ，など）である（表4.6と表4.7は逆の関連になっている）．

表4.6 完全な関連がある場合

変数A＼変数B	B_1	B_2	B_3	計
A_1	18	0	0	18
A_2	0	18	0	18
A_3	0	0	18	18
計	18	18	18	54

表4.7 完全な関連がある場合

変数A＼変数B	B_1	B_2	B_3	計
A_1	0	0	18	18
A_2	0	18	0	18
A_3	18	0	0	18
計	18	18	18	54

すなわち，質的2変数が独立であることは，同時分布が周辺分布と同じになることである．一方，2変数間に関連があることは，独立な状態からずれていることであり，そのずれの程度に応じて関連が強まってくると考えればよい．

そのずれは，各セルの**観測度数**と**期待度数**の差で表すことができる．期待度数は，2変数が独立な場合に周辺度数（周辺分布）の情報から期待（予測）される各セルの度数のことであり，式（4.1）で求めることができる（図4.2）．

$$i 行 j 列のセルの期待度数\, e_{ij} = 総度数 \times \frac{i 行の合計}{総度数} \times \frac{j 列の合計}{総度数}$$
$$= \frac{i 行の合計 \times j 列の合計}{総度数}$$
$$= \frac{n_{i.} \times n_{.j}}{n} \tag{4.1}$$

ここで，期待度数e_{ij}と観測度数n_{ij}とのずれを

$$\chi^2 = \frac{(観測度数 - 期待度数)^2}{期待度数} = \frac{(n_{ij} - e_{ij})^2}{e_{ij}} \tag{4.2}$$

で定義し，すべてのセルについて上記のχ^2（カイ二乗と読む）値を計算して，その総和χ_0^2

4.1 質的データ同士を表示する

変数B 変数A	B_1	B_2	...	B_j	...	B_ℓ	計
A_1	e_{11}	e_{12}	...			$e_{1\ell}$	$n_1.$
A_2	e_{21}	e_{22}	...			$e_{2\ell}$	$n_2.$
...							
A_i				e_{ij}			$n_i.$
...	...	...		...		...	...
A_k	e_{k1}	e_{k2}	...			$e_{k\ell}$	$n_k.$
計	$n._1$	$n._2$		$n._j$	...	$n._\ell$	n

i 行 j 列のセルの期待度数

図4.2 クロス表における各セルの期待値

を求める．

$$\chi_0^2 = \frac{(\text{観測度数} - \text{期待度数})^2}{\text{期待度数}} \text{の総和} = \sum_{j=1}^{\ell}\sum_{i=1}^{k}\frac{(n_{ij}-e_{ij})^2}{e_{ij}} \tag{4.3}$$

この χ_0^2 は，標本サイズ（総度数）n に比例して限りなく大きくなることが知られており，そのままでは関連係数として用いるのに不便である．そこで，χ_0^2 値を標本サイズ（総度数）n で割ったものを関連係数として用いればよい．それを平均二乗関連係数（ϕ^2）といい，その平方根を ϕ（ファイ）係数という．すなわち

$$\phi \text{係数} = \sqrt{\frac{\chi_0^2}{\text{標本サイズ}}} = \sqrt{\frac{\chi_0^2}{n}} \tag{4.4}$$

である．この ϕ 係数がとりうる値は，最小値が0であり，最大値は「小さいほうのカテゴリー数 − 1」の平方根である．ここで「小さいほうのカテゴリー数」とは，たとえばAのカテゴリー数が5でBのカテゴリー数が4の場合，4である．

したがって，ϕ 係数の最大値は変数（項目）のカテゴリー数に左右される．そこで，ϕ 係数の最大値を1に調整するため，それを「小さいほうのカテゴリー数 − 1」の平方根で割って求めたものが，クラメールの関連係数である．つまり，クラメールの関連係数は0から1の間の数値をとる．

$$\text{クラメールの関連係数} \, Cr = \frac{\phi \text{係数}}{\sqrt{\text{小さいほうのカテゴリー数}-1}} \tag{4.5}$$

例題4.1

表4.6のファイ係数とクラメールの関連係数を求めなさい．

解 答

図4.3の手順にしたがって χ_0^2 を求めると，108となった．したがって

4章　2変数の同時表現 —— 関係を探る

観測度数のクロス表

変数A＼変数B	B₁	B₂	B₃	計
A₁	18	0	0	18
A₂	0	18	0	18
A₃	0	0	18	18
計	18	18	18	54

↓

期待度数のクロス表

変数A＼変数B	B₁	B₂	B₃	計
A₁	6	6	6	18
A₂	6	6	6	18
A₃	6	6	6	18
計	18	18	18	54

↓

各セルの χ^2 値の計算

変数A＼変数B	B₁	B₂	B₃	χ_0^2値
A₁	24	6	6	
A₂	6	24	6	108
A₃	6	6	24	

$\chi^2 = \dfrac{(O-E)^2}{E}$

O：観測度数
E：期待度数

図4.3　χ_0^2値の計算手順

$$\phi \text{係数} = \sqrt{\dfrac{108}{54}} = \sqrt{2} = 1.4142$$

$$\text{クラメールの関連係数 } Cr = \dfrac{\sqrt{2}}{\sqrt{3-1}} = 1$$

となり，ファイ係数もクラメールの関連係数も最大値を示している．

4.2　量的データ同士を表示する

4.2.1　散布図

　食塩摂取量と血圧との関係やエネルギー摂取量とタンパク質摂取量との関係のように，二つの計量データ間の関係を図表で表す方法として，**散布図**（scatter graph）〔**相関図**（correlation diagram）ともいう〕がある．

　表4.8には，20歳代女性50人のエネルギーおよび各種栄養素摂取量の一覧を示している．この一覧から，エネルギー摂取量とタンパク質摂取量の散布図を描いてみよう．

表4.8 20歳代女性のエネルギーおよび栄養素摂取量の一覧

番号	エネルギー（kcal）	タンパク質（g）	脂肪（g）	カルシウム（mg）	食塩（g）
1	1673.8	84.7	34.2	1057	15.2
2	1443.6	60.6	33.8	384	10.9
3	1204.4	78.3	41.3	197	7.7
4	1511.5	67.5	53.3	340	5.2
5	1576.9	62.5	90.6	341	8.8
6	1357.3	40.0	48.7	327	6.5
7	1212.1	64.6	51.8	385	7.8
8	1514.3	65.4	27.2	225	12.1
9	1472.9	67.7	49.2	445	7.9
10	2356.8	97.2	88.0	596	22.0
11	2157.7	98.4	75.7	447	15.0
12	1034.6	48.6	33.4	145	5.6
13	2334.9	116.6	60.5	772	17.6
14	1114.1	30.1	19.7	171	4.6
15	2015.1	81.2	83.3	826	12.7
16	1817.5	60.8	51.6	492	13.9
17	1334.6	73.7	31.7	722	14.5
18	1135.5	45.9	22.9	248	7.2
19	1709.2	58.3	36.0	312	11.4
20	1805.4	57.6	46.5	390	25.0
21	1866.8	87.8	64.4	501	12.2
22	1861.9	88.4	52.3	418	13.5
23	1262.3	54.4	33.6	215	7.1
24	1231.1	57.0	30.8	464	8.2
25	1304.9	77.9	35.6	531	15.0
26	2995.1	115.6	112.2	816	27.9
27	1591.5	62.3	49.9	385	10.7
28	1865.5	64.8	41.3	506	7.0
29	1092.5	42.1	31.1	143	12.5
30	1648.6	59.9	54.0	385	12.2
31	1604.7	42.8	58.3	317	8.1
32	2030.7	89.3	79.7	572	11.3
33	1273.6	52.0	40.0	530	8.0
34	1661.5	46.1	40.0	291	15.1
35	1466.3	52.8	38.7	285	10.4
36	2318.3	70.8	62.8	807	9.0
37	1556.3	72.9	46.6	772	10.7
38	1426.3	62.1	31.0	268	14.0
39	1323.0	42.4	47.7	229	5.3
40	1190.5	34.8	49.1	339	3.8
41	1655.1	51.7	69.7	381	6.2
42	1948.5	75.5	72.5	624	10.5
43	2298.5	114.8	54.4	780	13.0
44	1999.8	67.8	66.7	638	7.8
45	1910.4	80.6	77.5	377	10.0
46	1872.7	90.2	67.0	411	14.0
47	1410.7	65.8	43.7	384	10.2
48	2474.5	77.0	94.1	1214	7.7
49	1859.9	79.7	69.4	401	9.3
50	2478.7	94.6	91.6	550	11.3

散布図は，対象者1人ごとに二つの変数の値に対応する点を，図4.4に示した平面上にプロットすることによって作成する．

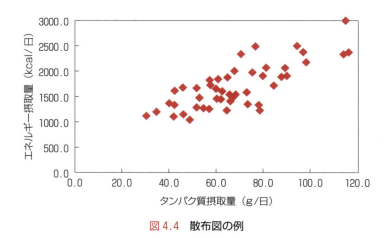

図4.4 散布図の例

図4.4から，タンパク質摂取量が多い者は，エネルギー摂取量も多いことを読みとることができる．

散布図を描いたとき，その代表的なパターンは図4.5のようになる．(a)のように，一方の変数の値が増加するにつれ，他方の変数の値も増加する傾向がある場合，両者の変数間には正の相関（順相関）があるといわれる．逆に(b)のように，一方の変数の値が増加（減少）するにつれ，他方の変数の値が減少（増加）する傾向が認められる場合，両者

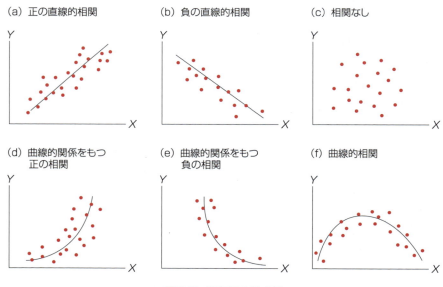

図4.5 散布図の模式例

の変数間には負の相関（逆相関）があるという．また（c）のように，両者の変数間に一定の傾向が認められない場合，両者の変数間には相関がないとか無相関であるなどといわれる．

（a），（b）では両者の変数間に直線的な関係があると認められるが，現実には（d），（e），（f）のような曲線的な関係を示す場合もある．このような関係は相関図を描くことによってはじめてわかり，このことからも相関図を描くことの重要性が理解できるであろう．

4.2.2 相関係数

二つの量的データ間の関連を表す指標として，ピアソンの積率相関係数（Pearson's product moment correlation coefficient）がある．単に**相関係数**といえば，通常これを指す．

2変数 X, Y の測定値（観測値）が n 組あるとすると，相関係数 γ（ガンマ）は次式で求められる．

$$\text{相関係数}\, \gamma = \frac{\text{変数}\,X\text{と変数}\,Y\text{の共分散}}{\text{変数}\,X\text{の標準偏差}\times\text{変数}\,Y\text{の標準偏差}} = \frac{Cov(X,Y)}{S_X S_Y} \tag{4.6}$$

ここで共分散 Cov という新しい指標が出てきたが，これは3章で見た分散の考え方を発展させたものである．まず，変数 X および変数 Y における（平均からの）**偏差**を求め，それらを掛け合わせた**偏差積**を求める．

分散を求める際には，変数が一つであったから，二乗の形になっていた．一方，共分散は変数が二つなので，このような形になっている．

$$\text{偏差積} = \text{変数}\,X\text{の偏差}\times\text{変数}\,Y\text{の偏差} = (X_i - \bar{X})(Y_i - \bar{Y})$$

n 組の偏差積を合計した偏差積和を**共変動**という．

$$\text{共変動} = \text{偏差積の総和} = \sum_{i=1}^{n}(X_i - \bar{X})(Y_i - \bar{Y})$$

この共変動を標本サイズ n で割ったものが共分散である．

$$\text{共分散} = \frac{\text{共変動}}{\text{標本サイズ}} = \frac{1}{n}\sum_{i=1}^{n}(X_i - \bar{X})(Y_i - \bar{Y}) \tag{4.7}$$

式（4.6）と（4.7）から，相関係数を求める式は

$$\text{相関係数}\, \gamma = \frac{\dfrac{1}{n}\sum_{i=1}^{n}(X_i - \bar{X})(Y_i - \bar{Y})}{\sqrt{\dfrac{1}{n}\sum_{i=1}^{n}(X_i - \bar{X})^2}\sqrt{\dfrac{1}{n}\sum_{i=1}^{n}(Y_i - \bar{Y})^2}} \tag{4.8}$$

4章 2変数の同時表現 —— 関係を探る

となる.

相関係数の値は,正の相関であれば正の値に,負の相関であれば負の値に,無相関であれば 0 に対応するようになっており,その範囲は -1 から 1 である.

$$-1 \leqq r \leqq 1$$

相関係数の値は,その絶対値が大きいほど関連の強さが増す.その強さの程度の目安は表 4.9 のようになる.

表 4.9 相関係数の読み方

相関係数の絶対値	読み方
0.0〜0.2	ほとんど相関がない
0.2〜0.4	やや相関がある
0.4〜0.7	中程度の相関がある
0.7〜1.0	強い相関がある

参考として,相関係数の大きさと散布図の様子を図 4.6 に示す.

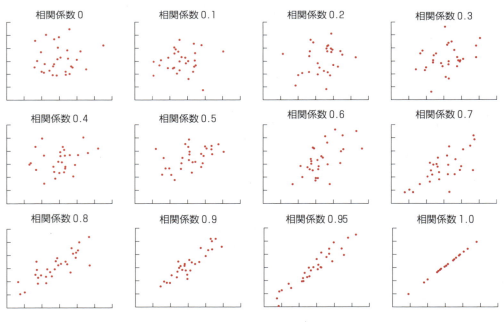

図 4.6 相関係数の大きさと散布図

4.2 量的データ同士を表示する

例題 4.2

表 4.8 のデータのうち，11 番目から 20 番目の 10 人のエネルギー摂取量とタンパク質摂取量との相関図を描き，相関係数を求めなさい．

解　答

表 4.8 の 11 番目から 20 番目の 10 人のエネルギー摂取量とタンパク質摂取量のデータは表 4.10 のようになる．

表 4.10　10 人分のデータ

番号	エネルギー（kcal）	タンパク質（g）
11	2157.7	98.4
12	1034.6	48.6
13	2334.9	116.6
14	1114.1	30.1
15	2015.1	81.2
16	1817.5	60.8
17	1334.6	73.7
18	1135.5	45.9
19	1709.2	58.3
20	1805.4	57.6

計算は表 4.11 のようにして行う．

表 4.11　10 人分のデータの計算

番号	エネルギー（X）			タンパク質（Y）			偏差積（偏差同士の積）
	データ	偏差	偏差平方	データ	偏差	偏差平方	
11	2157.7	511.84	261,980.1856	98.4	31.28	978.4384	16,010.3552
12	1034.6	−611.26	373,638.7876	48.6	−18.52	342.9904	11,320.5352
13	2334.9	689.04	474,776.1216	116.6	49.48	2448.2704	34,093.6992
14	1114.1	−531.76	282,768.6976	30.1	−37.02	1370.4804	19,685.7552
15	2015.1	369.24	136,338.1776	81.2	14.08	198.2464	5198.8992
16	1817.5	171.64	29,460.2896	60.8	−6.32	39.9424	−1084.7648
17	1334.6	−311.26	96,882.7876	73.7	6.58	43.2964	−2048.0908
18	1135.5	−510.36	260,467.3296	45.9	−21.22	450.2884	10,829.8392
19	1709.2	63.34	4011.9556	58.3	−8.82	77.7924	−558.6588
20	1805.4	159.54	25,453.0116	57.6	−9.52	90.6304	−1518.8208
合計	16,458.6	0	1,945,777.3440	671.2	0	6040.3760	91,928.7480
平均値	1645.86	0	194,577.7344	67.12	0	604.0376	9192.8748
標準偏差			441.1097			24.5772	
共変動							91,928.7480
共分散							9192.8748
相関係数			（共分散を X の標準偏差と Y の標準偏差で割った値）				0.8480

> ① エネルギー摂取量およびタンパク質摂取量の合計を出し，平均値を求める．
> ② それぞれの変数の偏差（データの値から平均値を引いたもの）を，個人ごとに求める．
> ③ それぞれの変数の偏差を二乗して，偏差平方を個人ごとに求める．
> ④ それぞれの変数の偏差平方の合計を出し，その平均値を求めると，これが分散となる．
> ⑤ それぞれの変数の分散（偏差平方和の平均値）の平方根をとって，標準偏差を求める．
> ⑥ それぞれの変数の偏差同士を掛け合わせ，偏差積を個人ごとに求める．
> ⑦ 偏差積の合計を求めると，これが共変動となる．
> ⑧ 偏差積の合計（共変動）の平均値を求めると，これが共分散となる．
> ⑨ 共分散をそれぞれの変数の標準偏差で割ると，相関係数が求まる．
>
> 計算に際しては，3章でも述べたように，四捨五入した値を用いると「まるめの誤差」が生じる危険性があるので，計算の途中では細かく計算し，最終的な結果において桁をそろえるようにする．相関係数の場合は通常，小数点以下3〜4桁まで表記する．
>
> なお，データを Microsoft EXCEL に入力しておくと，共分散と相関係数は EXCEL の統計関数を用いて求めることができる．
>
> 共分散：COVARIANCE.P（配列1，配列2）
> 相関係数：CORREL（配列1，配列2）

相関係数を求める場合は，標本サイズ（データ数）が十分大きいことが望ましい．標本サイズ（データ数）が小さいときは，たとえ0.7などのように絶対値が大きくても，後述する相関係数の検定（11章）によって0とみなしたほうがよい場合も生じる．標本サイズが小さいときは，後述の順位相関係数を求めるほうがよい場合もある．

また，この相関係数は直線的関係を表すものであり，相関図において曲線的関係が認められる場合は，その関係をうまく表すことができない．そのような場合は，後述の順位相関係数や相関比の算出，二次曲線（必要によってはさらに高次の曲線）や分割直線の当てはめなどを行うほうがよい（図4.7）．

さらに，飛び離れたデータ（外れ値）がある場合，相関係数はそのデータに引きずられる性質があるため，まず相関図を描いてそのようなデータがないかどうかを確認（データチェック）することが重要である．そして，そのようなデータがあった場合，そのデータが誤りでなければ，順位相関係数を求めるほうがよい場合もある（図4.8）．

各変数のデータが本来の分布範囲の一部にある場合，相関係数の値は全範囲についてデータが得られた場合の値と異なる可能性がある．これは，打ち切りデータの選択効果（切断効果）といわれるもので，大学の入学試験の成績と入学後の成績には，あまり相関がな

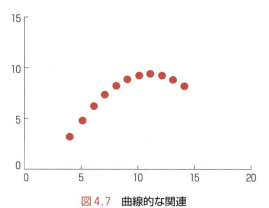

図 4.7　曲線的な関連

ピアソンの積率相関係数 = 0.8162, スピアマンの順位相関係数 = 0.6909.

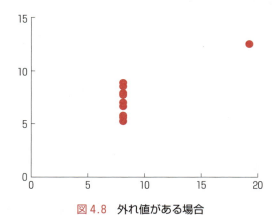

図 4.8　外れ値がある場合

ピアソンの積率相関係数 = 0.8165, スピアマンの順位相関係数 = 0.3162.

いことがよく観察されるが，これは入学者だけのデータしか得られないからである．受験者全員が入学していたとすれば，強い相関が得られていたと予想される（図 4.9）．したが

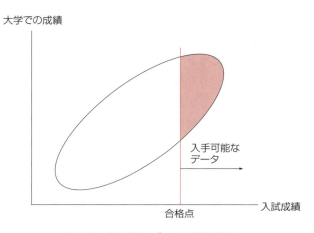

図 4.9　打ち切りデータの選択効果

って，データが何らかの基準で打ち切られていないかどうかを確かめておくことが重要である．

データをある属性について層別化したとき，2変数間の相関係数が，全体での場合と層別化した場合で異なることがある（図4.10）．このような場合は，層別化した層ごとに相関係数を求めるとよい．

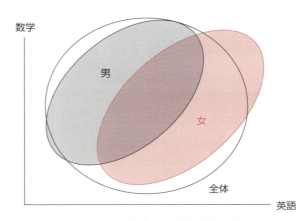

図4.10　層別化を必要とする場合

4.2.3　順位相関係数

ピアソンの積率相関係数は，2変数が間隔尺度および比尺度の計量データで正規分布をしている場合に算出されるものであった．では，2変数が順位で表されている場合（たとえば，摂取量の多少による順位や成績順位など）の相関関係を表すには，どのような指標を用いればよいであろうか．それには，スピアマンの順位相関係数（Spearman's rank correlation coefficient）などがある．

いま，標本サイズ n の対象において，変数 x, y の観測値（測定値）を小さいほうから順位をつけ，その順位が r_i, s_i ($i = 1, 2, \cdots, n$) であるとする．なお，1位の者が3人，5位の者が2人いるというように，同順位がある場合，順位1の3人は1～3位を占めているので，1～3位の平均値である $(1 + 2 + 3)/3 = 2$ という順位をつけ，順位5の者には同様に $(5 + 6)/2 = 5.5$ という順位（これを平均順位という）をつける．

また，r_i の平均を R，s_i の平均を S とする．

このとき，スピアマンの順位相関係数 γ_S は次式で求められる．

$$\text{スピアマンの順位相関係数 } \gamma_S = \frac{\sum_i^n (r_i - R)(s_i - S)}{\sqrt{\sum_i^n (r_i - R)^2 \sum_i^n (s_i - S)^2}} \tag{4.9}$$

このように，スピアマンの順位相関係数は，データを順位に変換してからピアソンの積率相関係数を求めたものである．

スピアマンの順位相関係数は，ピアソンの相関係数の式に順位を直接代入するのと変わりがなく，−1から1までの値をとる．

この順位相関係数は，2変数が計量データの場合にも順位データに変換して適用できる．とくに，得られた計量データの数値そのものに信頼性がおけない場合，すなわち栄養調査などで摂取量の値は信頼できないが，その多少については信頼できる場合などに有用な指標となる．また，前述したように相関図で曲線的関係が認められるときや，外れ値がある場合にも有用である．

例題 4.3

xとyに関するデータの組が表4.12のように4組（A組，B組，C組，D組）ある．各組におけるxとyの散布図（相関図．xをx軸，yをy軸にとる）を描くとともに，各組におけるxとyの相関係数（ピアソンの積率相関係数）とスピアマンの順位相関係数を求めなさい．

表4.12 xとyに関するデータの組

番号	A		B		C		D	
	x	y	x	y	x	y	x	y
1	4	4.26	4	3.10	4	5.39	8	5.25
2	5	5.68	5	4.74	5	5.73	8	5.56
3	6	7.24	6	6.13	6	6.08	8	5.76
4	7	4.82	7	7.26	7	6.42	8	6.58
5	8	6.95	8	8.14	8	6.77	8	6.89
6	9	8.81	9	8.77	9	7.11	8	7.04
7	10	8.04	10	9.14	10	7.46	8	7.71
8	11	8.33	11	9.26	11	7.81	8	7.91
9	12	10.84	12	9.13	12	8.15	8	8.47
10	13	7.58	13	8.74	13	12.74	8	8.84
11	14	9.96	14	8.10	14	8.84	19	12.50

解　答
　各組の相関図は図 4.11 となり，相関係数は式 (4.6), (4.9) より表 4.13 のようになる．

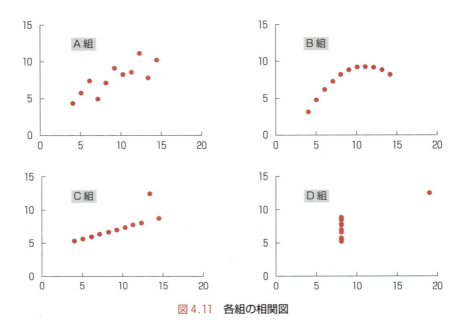

図 4.11　各組の相関図

表 4.13　各組の相関係数と順位相関係数

	ピアソンの積率相関係数	スピアマンの順位相関係数
A 組	0.8164	0.8182
B 組	0.8162	0.6909
C 組	0.8163	0.9909
D 組	0.8165	0.5000

　それぞれの相関図のパターンはまったく異なっているが，ピアソンの積率相関係数はほとんど同じとなっている．ただ単に相関係数を見ただけでは，その違いがわからない．相関図を描くことの重要性がここにある．
　また，直線的関係に関しては，ピアソンの積率相関係数は適当な指標であるが，曲線的関係がある場合（B 組）や外れ値がある場合（D 組）では，順位相関係数のほうが実状を表している．

4.2.4　回帰直線

　二つの変数間に強い直線的な相関があるとき，一方の変数の値が大きくなれば他方の変数の値も大きく（または小さく）なることから，一方の値を知って他方の値を推定（予測）

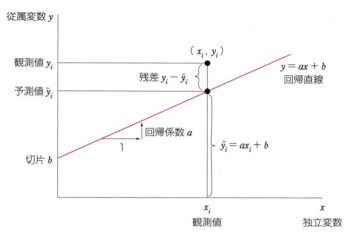

図 4.12　回帰直線とそれに関する用語
y の上の ^（ハットと読む）は予測値であることを表す．

することができる．その最も基本的で簡単な方法として，**回帰直線**（regression line）を求めることが行われる．2 変数をそれぞれ x, y とすると，その一般的な式は

$$y = ax + b$$

と表すことができる（図 4.12）．

このとき，x を**独立変数**（説明変数），y を**従属変数**（目的変数）という．a は**回帰係数**といわれ，回帰直線の傾きを表している．b は**回帰定数**，または回帰直線の **y 切片**とよばれる．

得られたデータから a と b の値を求めることにより，回帰直線の式が得られる．a の値は，ある観測値 x_i に対応する回帰直線上の予測値 y_i と観測値 y_i との差（残差）の二乗の合計が最小となるように求められ（**最小二乗法**，least square method），回帰係数 a と切片 b のそれぞれは次式で求められる．

$$\text{回帰係数 } a = \frac{x と y の共分散}{x の分散} = x と y の相関係数 \times \frac{y の標準偏差}{x の標準偏差}$$

$$= \frac{\sum_{i=1}^{n}(x_i - \overline{x})(y_i - \overline{y})}{\sum_{i=1}^{n}(x_i - \overline{x})^2} = \gamma \times \frac{S_y}{S_x} \tag{4.10}$$

$$\text{切片 } b = y の平均値 - 回帰係数 a \times x の平均値 = \overline{y} - a\overline{x} \tag{4.11}$$

これは，y の x への回帰（従属変数の独立変数への回帰．x から y を予測する）であるが，反対に x の y への回帰（y から x を予測する）を求めることもできる．その回帰係数は次式のように，x と y の共分散を y の分散で割ったものとなる．

4章 2変数の同時表現 —— 関係を探る

$$\text{回帰係数 } a' = \frac{x と y の共分散}{y の分散} = x と y の相関係数 \times \frac{x の標準偏差}{y の標準偏差}$$

$$= \frac{\sum_{i=1}^{n}(x_i - \overline{x})(y_i - \overline{y})}{\sum_{i=1}^{n}(y_i - \overline{y})^2} = \gamma \times \frac{S_x}{S_y} \tag{4.12}$$

二つの回帰直線は，x 座標が x の平均値，y 座標が y の平均値である点で交わる．また，x から y を予測する回帰係数 a と y から x を予測する回帰係数 a' の積は，相関係数の二乗と同じになっている．この値は，全変動のうち，回帰直線によって説明される変動の割合を示しており，**決定係数**（coefficient of determination）とよばれる．

$$\text{決定係数} = \frac{(x と y の共分散)^2}{x の分散 \times y の分散} = (相関係数)^2 \tag{4.13}$$

式（4.13）から見てもわかるように，決定係数は相関係数の二乗となっており，0から1までの値をとる．決定係数が0.49（相関係数が0.7）であれば，その値は一方の変数から他方の変数を49％ 推定できることを示す．決定係数は2変数間の関係の強さを表す指標となる．

回帰直線も，ピアソンの積率相関係数と同様に直線的関係を前提としている．したがって，曲線的関係が認められるときに回帰直線を求めることは適当でない．その場合は二次曲線の当てはめや，分割直線の当てはめなどを行うべきであるが，その方法については本書の範囲を超えているので他書を参照してほしい．

例題 4.4

表4.8のデータから，エネルギー摂取量を横軸に，タンパク質摂取量を縦軸にとった場合の相関図を描き，エネルギー摂取量からタンパク質摂取量を予測する回帰直線を求めなさい．また，タンパク質摂取量，タンパク質摂取量の期待値，タンパク質摂取量と期待値の差（残差），エネルギー摂取量相互間の相関係数を求めなさい．

解　答

① 式（4.10），（4.11）から回帰直線の回帰式を求める．

② データを Microsoft EXCEL のワークシートに入力し，それをもとに相関図を描き，回帰直線を求める．まず相関図を描き，相関図上の任意のプロット点上でマウスを右クリックして，「近似曲線の追加」を選び，以下「近似曲線のオプション」→「近似または回帰の種類」で「線型近似」→「グラフに数式を表示する」を選ぶと，回帰直線と回帰式が表示される（図4.13）．

求められた回帰式（タンパク質摂取量期待値 = 0.0365 × エネルギー摂取量 + 7.233）から，タンパク質摂取量の期待値および残差を表4.14のように求め，各変数間の相関係数を統計関数 CORREL で求めると，表4.15のようになる．

4.2 量的データ同士を表示する

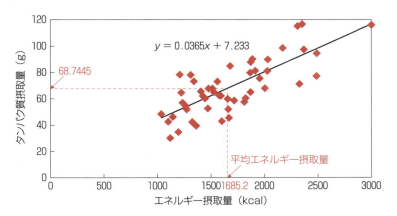

図4.13　相関図および回帰直線

表4.14　計算結果一覧

番号	エネルギー (kcal)	タンパク質 (g)	タンパク質期待値 (g)	残差 (g)	エネルギー調整後のタンパク質摂取量 (g) (残差 + 68.7445)
1	1673.8	84.7	68.3	16.3	85.1
2	1443.6	60.6	59.9	0.7	69.5
3	1204.4	78.3	51.2	27.1	95.8
4	1511.5	67.5	62.4	5.1	73.9
5	1576.9	62.5	64.8	−2.3	66.4
6	1357.3	40.0	56.8	−16.7	52.0
～	～	～	～	～	～
47	1410.7	65.8	58.7	7.1	75.8
48	2474.5	77.0	97.6	−20.5	48.2
49	1859.9	79.7	75.1	4.6	73.3
50	2478.7	94.6	97.7	−3.1	65.7

表4.15　各変数間の相関係数

	エネルギー (kcal)	タンパク質 (g)	タンパク質期待値 (g)	残差 (g)	エネルギー調整後のタンパク質 (g)
エネルギー (kcal)	1.0000				
タンパク質 (g)	0.7681	1.0000			
タンパク質期待値 (g)	1.0000	0.7681	1.0000		
残差 (g)	0.0000	0.6393	0.0000	1.0000	
エネルギー調整後のタンパク質 (g)	0.0000	0.6393	0.0000	1.0000	1.0000

> エネルギー摂取量とタンパク質摂取量との相関係数は 0.7681 となり高い．期待値は回帰直線上の値であるから，エネルギー摂取量と残差の相関係数は 0 となる．すなわち，残差はエネルギー摂取量の影響下から外れている．また，タンパク質摂取量と残差の相関係数は 0.6393 であり，高い状態が維持されている．このことを利用して，栄養疫学においては，エネルギー調整をした各種栄養素の摂取量として残差＋当該集団の平均エネルギー摂取量における当該栄養素摂取量の予測値が用いられている．

4.3　質的データと量的データの関係を探る

　一方の変数が量的データ（間隔尺度以上）で，他方の変数が質的データ（名義尺度）の場合，2 変数間の関連の程度を表す指標としては**相関比**（correlation ratio）が用いられる．

　質的データのカテゴリー数を k，各カテゴリーにおける標本サイズを $n_j (j = 1, \cdots, k)$，全体の平均値を $\bar{x}$，第 j 群における平均値を $\bar{x}_j$ とする．

　このとき，全体の変動 S_t は

$$\text{全変動} S_\mathrm{t} = (観測値 - 全体の平均値)^2 \text{の合計} = \sum_{j=1}^{k} \sum_{i=1}^{n_j} (x_{ij} - \bar{x})^2 \tag{4.13}$$

であり，これは以下の級内（群内）変動 S_w と級間（群間）変動 S_b に分解できる（$S_\mathrm{t} = S_\mathrm{w} + S_\mathrm{b}$）．

$$\text{級内変動} S_\mathrm{w} = (観測値 - その級の平均値)^2 \text{の全体の合計}$$
$$= \sum_{j=1}^{k} \sum_{i=1}^{n_j} (x_{ij} - \bar{x}_j)^2 \tag{4.14}$$

$$\text{級間変動} S_\mathrm{b} = \{(ある級の平均値 - 全体の平均値)^2 \times その級の標本サイズ\} \text{の合計}$$
$$= \sum_{j=1}^{k} n_j (\bar{x}_j - \bar{x})^2 \tag{4.15}$$

　全変動に対する級間変動の割合の平方根が相関比であり，次式で求められる．

$$\text{相関比} = \sqrt{\frac{\text{級間変動}}{\text{級間変動} + \text{級内変動}}} \tag{4.16}$$

　この相関比は 0 から 1 の間の値をとり，1 に近づくほど 2 変数間の関連は強いことを表す．

　計量データ間に曲線的関係が認められるとき，その関連の程度を表す指標としては，一方の変数を名義尺度とみなして相関比を用いることもできる．

　具体的な例としては，13 章の一元配置分散分析の節をご覧いただきたい．

練習問題

1. 相関について正しいのはどれか． 保健
   ① 因果関係の必須項目である．
   ② 相関係数が大きいほど相関関係は強い．
   ③ 相関がまったくないときの相関係数は0である．
   ④ 相関係数は0から100までの数値で示される．
   ⑤ 二つの連続量の一方を使用して他方を推計することをいう．

2. 健康診査受診者を対象に，肥満の予防方法の理解度について5項目のテストを実施した．テストの合計得点を求めた後に，理解できている群とできていない群に分類した．健康教室参加の有無との関係を調べるのに使用するのはどれか． 保健
   ① 相関図　　② 回帰直線　　③ クロス表　　④ 平均値の棒グラフ

3. ある集団を対象に身体状況調査と食事摂取状況調査を，ある一時点で実施した結果，下の図のような結果が得られた．図から読みとれることとして正しいのはどれか（二つある）． 栄養

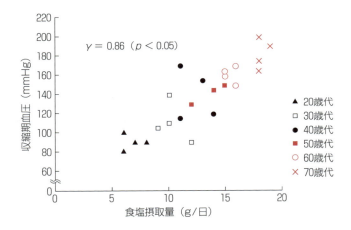

   ① この結果は横断研究に基づくものである．
   ② 結果の解釈には年齢を考慮しなくてもよい．
   ③ 食塩摂取量と収縮期血圧との間には，正の相関関係がある．
   ④ 食塩摂取量を減らせば，収縮期血圧は下がる．

4. ある集団を対象に健康・栄養調査を実施し，喫煙習慣の有無別に食塩摂取量と血圧値の相関を検討したところ，下の図のような結果が得られた．結果の解釈に関する記述で正しいのはどれか． 保健

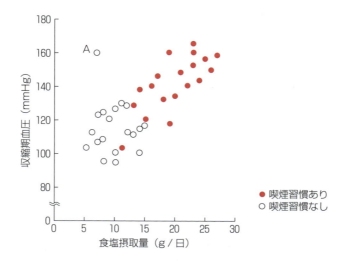

① 図中のデータAを分析対象としてよいか，解析前に検討する．
② 食塩摂取量と収縮期血圧には負の相関がある．
③ 相関係数を用いて，食塩摂取量から収縮期血圧の予測値を計算できる．
④ 喫煙習慣なし群の相関は，喫煙あり群より強い．
⑤ 喫煙習慣の有無による各群の食塩摂取量に差はない．

5 基本健康診査を受診した100人の年齢とヘモグロビンA1c（HbA1c）との関係について，二つのデータを一度に示して両者の関連を表現する際に用いるのはどれか． 保健
　① 散布図（相関図）　② 棒グラフ　③ 円グラフ　④ 折れ線グラフ

6 統計グラフで正しいのはどれか． 保健
　① 回帰直線の傾きは相関係数と一致する．
　② パイチャートは経時的変化を表す場合に適している．
　③ ヒストグラムは度数分布を面積の大きさで表す．
　④ 帯グラフは，同一集団における頻度を対比する場合に用いる．

7 表2.1のデータのうち，性別と疾病Aの既往歴とのクロス集計表を作成し，クラメールの関連係数とϕ係数を求めなさい．

8 表4.8のデータにおいて，エネルギー摂取量を横軸に，食塩摂取量を縦軸にとった場合の相関図を描き，エネルギー摂取量から食塩摂取量を予測する回帰直線を求めなさい．また，食塩摂取量，回帰直線による食塩摂取量の期待値，食塩摂取量と期待値の差（残差），エネルギー摂取量相互間の相関係数を求めなさい（例題4.4参照）．

5 確率と確率分布
—— 推測統計の基礎

5.1 統計学における確率論

前章までは,集めてきたデータの特徴を客観的・効率的に把握するための方法として,図表化と数値要約(指標化)について述べてきた.このような統計学的アプローチは**記述統計**とよばれる.すなわち記述統計は,実際に手元にあるデータをわかりやすくまとめ,データがもつ情報のエッセンスを絞り出すことである.

これに対して,もう一つのアプローチとして**推測統計**がある.推測統計は,得られたデータの特徴(記述統計)をもとに,その背後にあるより大きな集団(母集団)に向けての一般的な結論を導き出そうとする方法である(図5.1).

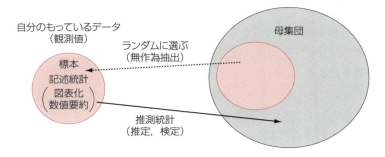

図 5.1 記述統計と推測統計の関係(標本と母集団の関係)
推測統計は記述統計を前提としている.

推測統計においては,得られたデータは確率変数の実現値として扱われる.このことを具体的な例で見ることにする.

男の子が生まれる確率を考えてみる.新生児100人を調べたときの男児数の割合(相対度数)を,男の子が生まれる確率としてよいだろうか.実際には「確率」という言葉は,より多くの場合を調べてから用いるのが一般的である.そこで観察数を増やして,5年間

にわが国で生まれた約540万人について調べると，男児の割合は0.512であった．この割合から理想化された値を確率とよぶと，この場合，男の子が生まれる確率は0.512であるといってよいであろう．このとき，生まれる子の性別を**確率変数**という．この確率変数をXと表すと，Xのとりうる値は「男」か「女」になる．得られたデータとは，男の子が生まれた割合か，女の子が生まれた割合であり，生まれた子の性別という確率変数の実現値である．これを記述統計の方法である棒グラフで描くと，図5.2のようになり，棒の高さが確率そのものを表す．

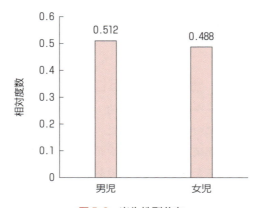

図5.2　出生性別分布

いま，性別という名義尺度の変数を例示したが，量的データでも同様に考えることができる．たとえば，1日あたりのエネルギー摂取量を考えてみよう．仮に，成人男性約500万人のエネルギー摂取量のデータがあり，その度数分布とヒストグラムが表5.1，図5.3であったとする．量的データの場合は，名義尺度の変数の場合と異なり，一般にその実現値は幅で示すことになる．

このとき，1日あたりのエネルギー摂取量が2000 kcal以上2250 kcal未満である確率を考えてみると，前述したように，観察数をできるだけ増やしたときの割合（相対度数）を確率と考えてよいことから，その確率は0.164といってよいであろう．ヒストグラムでは柱の面積が相対度数に比例することから，柱の高さではなく面積が確率を表している．このように，量的データであるエネルギー摂取量も確率変数としてとらえることができる．

統計的な推測はデータが得られる確率をもとに行い，母集団，標本，統計量（平均値や分散などの標本データから算出される指標値）をすべて確率的なふるまいをする確率変数として扱う．確率を相対度数とみなせば，確率変数の扱いと記述統計の手法は類似するし，確率変数の分布がわかると，その分布曲線の一定区間の面積と確率を対応させることで，統計的な推測（後述の推定，検定）が可能になる．

表5.1 エネルギー摂取量の度数分布表

エネルギー摂取量 （kcal/日）	人数（人）	割合（%）
750 〜 1000	2,529,960	0.5
1000 〜 1250	6,258,322	1.3
1250 〜 1500	20,639,147	4.1
1500 〜 1750	41,677,762	8.3
1750 〜 2000	64,980,026	13.0
2000 〜 2250	82,023,968	16.4
2250 〜 2500	81,225,033	16.2
2500 〜 2750	70,838,881	14.2
2750 〜 3000	53,262,316	10.7
3000 〜 3250	32,223,701	6.4
3250 〜 3500	20,372,836	4.1
3500 〜 3750	10,519,307	2.1
3750 〜 4000	6,258,322	1.3
4000 〜 4250	3,195,739	0.6
4250 〜 4500	1,597,869	0.3
4500 〜 4750	932,090	0.2
4750 〜 5000	798,934	0.2
5000 〜 5250	665,778	0.1
合　計	499,999,991	100.0

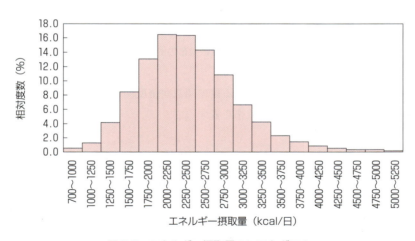

図5.3　エネルギー摂取量のヒストグラム

5.2　確率分布

　前述のように，確率変数とは確率が割り当てられた変数であり，確率変数の値の出方の様子を**確率分布**という．

　確率変数がサイコロの目のような，とびとびの整数値（離散データ）しかとらない場合，その確率変数は**離散確率変数**とよばれ，その確率分布は**離散分布**とよばれる．確率変

数が身長や体重のような，連続的な値（連続データ）をとる場合，その確率変数は**連続確率変数**とよばれ，その確率分布は**連続分布**とよばれる．

現実に得られるデータ（観測値）は，何らかの確率分布をもつ母集団から無作為に抽出された標本であると考えることができる．いいかえれば，確率分布は，現実に得られるデータの理論的な分布である．

離散分布（図5.4）においては，ある事象に対する確率変数の確率は，現実のデータにおける相対度数に対応する．その際，確率変数の値を規定する理論的な関数を**確率関数**という．また，累積相対度数に対応する確率（累積確率）を規定する理論的な関数を**分布関数**という．

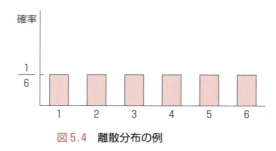

1回のサイコロ投げ

確率変数のとる値	1	2	3	4	5	6
確率	$\frac{1}{6}$	$\frac{1}{6}$	$\frac{1}{6}$	$\frac{1}{6}$	$\frac{1}{6}$	$\frac{1}{6}$

図5.4　離散分布の例

連続分布においては，離散分布における確率関数が密度関数あるいは確率密度関数となり，この曲線の，ある区間の面積が確率を表す（図5.5）．

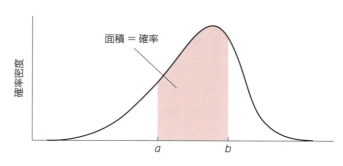

図5.5　連続分布における確率

図の曲線は確率密度関数を描いたものであり，縦軸の単位は確率密度となっている．確率は，たとえば確率変数がaからbの値をとるとき，その区間の曲線下の面積で表される．

母集団分布として，たとえば成人の身長や3歳児の体重などに対しては，平均を中心とした左右対称の母集団分布，貯蓄現在高や所得に対しては右すそが長い母集団分布を仮定できる．統計学において，母集団分布の仮説としてよく用いられる理論的な（数式で表すことのできる）確率分布（離散分布と連続分布）について，以下に見ていこう．

5.3 離散分布

5.3.1 二項分布

二項とは，コインの表と裏のように二つの事象のどちらか一方が起こる現象を意味する．たとえば，ある特性Aをもつ者の割合（あるいは，ある事象Aが起こる確率）がpであり，もたない者の割合（事象Aが起こらない確率）がqであるとする．そして，両者を足した確率は1である（$p+q=1$）．このとき，集団から無作為にn人を抽出した場合，特性Aをもっている者が何人であるかという分布が二項分布である．割合を考える場合の基本となる分布である．

このときの確率変数Xは，特性Aをもつ者の人数であるから，Xのとりうる値は0，1，2，…，nの$n+1$通りである．このときXの確率関数$f(x)$は以下の式で与えられる．

$$\begin{aligned}確率関数 f(x) &= n 個から x 個を取り出す組合せ数 \times p^x \times q^{n-x} \\ &= {}_nC_x p^x q^{n-x}\end{aligned} \tag{5.1}$$

なお，n個からx個を取り出す組合せの数は

$${}_nC_x = \frac{n の階乗}{x の階乗 \times (n-x) の階乗} = \frac{n!}{x!(n-x)!} \tag{5.2}$$

であり，組合せの記号Cは以下のように定義される．

$${}_nC_r = \frac{n!}{r!(n-r)!}$$

$x!$は「xの階乗」といい，x以下のすべての整数を一つずつ掛け合わせたものである．たとえば，$3! = 3 \times 2 \times 1$である．ただし，$0!$は便宜上1とする．

また，ある無作為実験を行った場合，1回ごとの事象の生起確率pが一定であるとする．このような実験を繰り返して行うことをベルヌーイ試行という．ベルヌーイ試行の実験を独立にn回繰り返したとき，事象がx回起こる確率は式（5.1）と同じである．そのため，二項分布はベルヌーイ分布ともよばれる．たとえば，表の出る確率が一定のコインをn回投げて，表の出る回数がxであるなどがこれにあたる．

二項分布の平均μ（ミュー）と分散σ^2（シグマの2乗）は以下の通りである．

$$\mu = np \tag{5.3}$$
$$\sigma^2 = npq \tag{5.4}$$

また，横軸に回数，縦軸に確率をとった二項分布のグラフは，確率 p によって概形が異なる．$p = 0.5$ のときは，二項分布は平均値を中心とした左右対称の曲線を示すが，$p \neq 0.5$ のときには分布は歪んでいる．しかし，p が 0.5 でなくても，n が大きくなると，後述の正規分布（左右対称の分布）に近づく（図 5.6）．

(a) $n = 10$, $p = 0.5$ の二項分布の概形

(b) $p = 0.25$ で n が 10 の場合と 70 の場合の二項分布

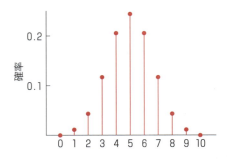
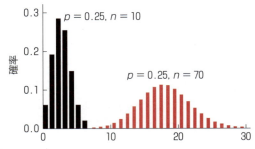

図 5.6　二項分布の概形
（a）$p = 0.5$ のときの二項分布は左右対称となっている．（b）$p = 0.25$ であっても，n の値が大きくなるにつれ，左右対称の形となっている．

例題 5.1

男女が生まれる比を 105：100 とする．3 回出産した女性が 100,000 人いるとしたら，そのうち男児 2 人，女児 1 人を出産した女性は何人であるか．

解　答

男児が生まれる確率 p は 105/205，女児が生まれる確率 q は 100/205 である．

生まれた 3 人のうち，男児 2 人，女児 1 人となる組合せ数は

$$_3C_2 = \frac{3!}{2!(3-2)!} = 3$$

である．したがって，男児 2 人，女児 1 人を出産する確率は

$$_3C_2 \times \left(\frac{105}{205}\right)^2 \times \left(\frac{100}{205}\right)$$

であるから，100,000 人の女性のうち，男児 2 人，女児 1 人を出産した女性の数は

$$100{,}000 \times {}_3C_2 \times \left(\frac{105}{205}\right)^2 \times \left(\frac{100}{205}\right) = 38{,}392 \text{（人）}$$

である．

5.3.2 ポアソン分布

たとえば，1か月間の自動車事故の件数のように，生起確率 p がきわめて小さい場合，標本サイズ n を十分に大きくしても，式 (5.3) で求められる平均値は無限に大きくなることはない．このような条件のもとでは，二項分布は標本サイズ n の増加にしたがい，正規分布ではなく，ポアソン分布によって近似することができる．すなわち，標本サイズ n は非常に大きいけれども，生じる確率が非常にまれである（p が小さい）事象には，ポアソン分布がよく当てはまる（図 5.7）．

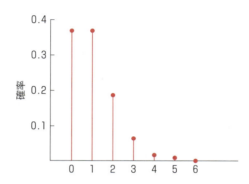

図 5.7　$\lambda = 1$ のときのポアソン分布

ポアソン分布の確率関数 $f(x)$ は，$np = \lambda$（ラムダ）とおくと，以下のようになる．

$$\text{確率関数 } f(x) = \frac{e^{-\lambda}\lambda^x}{x!} \quad (x = 0, 1, \cdots, \lambda > 0) \tag{5.5}$$

上式中の e はネイピアの e といい，自然対数の底として用いられる数で，$e = 2.7182818\cdots$ である．また，x は生起（発生）する数（人数，個数，回数など）である．

ポアソン分布の平均 μ と分散 σ^2 は，双方とも λ となる．つまり，平均と分散は一致している．

ポアソン分布が当てはまる事象としては，製品中の不良品の個数，交通事故の死亡者数，食中毒の発生数，一定時間あたりにかかってくる電話の回数などがある．

> **例題 5.2**
>
> 自動車事故による死亡の確率はポアソン分布にしたがうとされている．日本の人口が 1 億 2000 万人で，自動車事故による死亡は 1 年間に 4200 人であるとする．ある都市の人口を 100 万人としたとき，その都市で自動車事故死 0 という日が起こる確率を求めなさい．
>
> **解　答**
>
> 日本における 1 日あたり（1 年を 365 日とした場合）の交通事故による死亡の確率 p は

$$p = \frac{4200}{120{,}000{,}000 \times 365} = 9.589 \times 10^{-8} = 0.00000009589$$

と，きわめて小さい．交通事故死の確率はポアソン分布にしたがうのであるから，母数 λ は

$$\lambda = np = 1{,}000{,}000 \times 9.589 \times 10^{-8} = 0.09589$$

となる．式 (5.5) より

$$f(0) = \frac{e^{-0.09589} \times 0.09589^0}{0!} = 0.909$$

となる．これより，およそ 10 日のうち 9 日が交通事故死 0 の日となる．

5.4　連続分布

連続確率変数の分布は，標本データの相対頻度のヒストグラムの背後（母集団）において存在していると仮定される，なめらかな曲線である（図 5.8）．相対度数のヒストグラムにおいては，① ヒストグラムの柱の総面積は 1 であり，② 相対度数は柱の面積によって表される．このグラフの極限形として得られるなめらかな曲線は，当然ヒストグラムのこの性質をもっている．

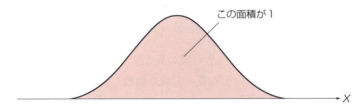

図 5.8　ヒストグラムをなめらかに描いたもの

この曲線は**確率密度関数**とよばれ，通常 $f(x)$ と表される．確率密度関数 $f(x)$ は全確率が 1 であり，確率変数 X のとりうる範囲内でどのように分布しているかを示しており，確率 $P(a \leqq X \leqq b)$ は，この曲線の下の a から b までの面積で表される（図 5.9）．

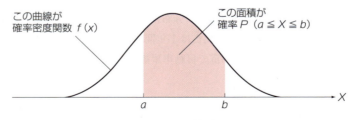

図 5.9　確率密度関数と確率

離散確率変数の確率関数 $f(x)$ は，X が x という値をとる確率 $P(X=x)$ を示すが，連続確率変数の場合，区間 $[a, b]$ に X が属する確率は曲線 $f(x)$ の a から b までの面積として示されることを留意してほしい．

なお，前述した分布関数 $F(x)$ の意味を図で示すと，図 5.10 のようになる．

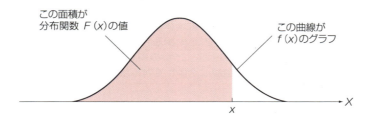

図 5.10　確率密度関数と分布関数

5.4.1　正規分布

正規分布は，長さ，重さ，距離などのような連続的な値をとる確率変数（連続確率変数）の代表的分布である．さまざまな現象を大量に観察すると正規分布が見られる．

母平均 μ，母分散 σ^2 の正規分布の確率密度関数 $f(x)$ は

$$
\begin{aligned}
確率密度関数\, f(x) &= \frac{1}{\sqrt{2\times 円周率 \times 母標準偏差}} \times 自然対数の底^{-\frac{(x-母平均)^2}{2(母標準偏差)^2}} \\
&= \frac{1}{\sqrt{2\pi}\,\sigma} e^{-\frac{(x-\mu)^2}{2\sigma^2}} \quad (-\infty < x < \infty)
\end{aligned}
\tag{5.6}
$$

で与えられる．

母平均 μ，母分散 σ^2（母標準偏差 σ）の正規分布を，記号で $N(\mu, \sigma^2)$ と書くこともある．大文字の N は normal distribution（正規分布）の頭文字である．

正規分布は，身長，座高，腕の長さなどの生物学的な測定値に見られる．また，体重を測ったり赤血球を測定したりする場合などに見られる測定誤差は，正規分布をとることが知られている．

正規分布の性質として，表 5.2 に示すようなことがあげられる．また，それらの性質を図 5.11 に示す．

正規分布のうち，平均 0，分散 1 の正規分布を**標準正規分布**といい，$N(0, 1)$ と表記する（図 5.12）．平均 μ，分散 σ^2 の正規分布にしたがう確率変数 X に対し

$$
Z = \frac{X - 平均}{標準偏差} = \frac{X - \mu}{\sigma}
\tag{5.7}
$$

という変換を行うと，確率変数 Z は標準正規分布にしたがう．このような変換操作は**標準化**とよばれる．確率変数 Z の確率密度関数 $f(z)$ は以下の式で表される．

表5.2 正規分布の性質

1. μ と σ によって完全に決まる.
2. μ を中心に左右対称である.
3. μ の点で極大値をとる一峰性の分布である.
4. $\mu \pm \sigma$ の点が変曲点である.
5. 平均値, 中央値, 最頻値は一致する.
6. $\mu \pm \sigma$ の範囲内に全体の 68.26% が含まれる.
7. $\mu \pm 1.96\sigma$ の範囲内に全体の 95.0% が含まれる.
8. $\mu \pm 2\sigma$ の範囲内に全体の 95.44% が含まれる.
9. $\mu \pm 2.576\sigma$ の範囲内に全体の 99.0% が含まれる.
10. $\mu \pm 3\sigma$ の範囲内に全体の 99.74% が含まれる.

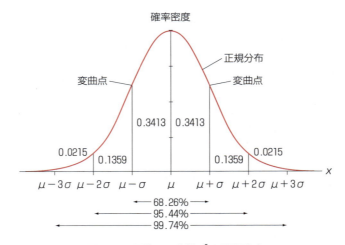

図 5.11 平均 μ, 分散 σ^2 の正規分布

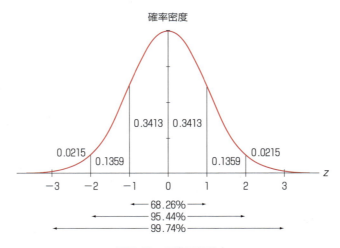

図 5.12 標準正規分布

$$\text{確率密度関数 } f(z) = \frac{1}{\sqrt{2 \times 円周率}} \times 自然対数の底^{-\frac{z^2}{2}}$$

$$= \frac{1}{\sqrt{2\pi}} e^{-\frac{z^2}{2}} \quad (-\infty < z < \infty) \tag{5.8}$$

式 (5.7) によって X を Z に変換することを標準化といったが，このとき Z を**標準得点**とよび，その平均は 0，分散は 1 となる．調査や実験で得られたデータを標準化する場合，一般に母平均 μ と母分散 σ^2 は知られていないので，かわりに標本平均 $\bar{x}$ と分散 s^2 を用いて推定する．すなわち以下のように定義される．

$$\text{標準得点 } Z = \frac{粗得点 - 平均}{標準偏差} = \frac{X - \bar{x}}{s} \tag{5.9}$$

さらに標準得点 Z を用いて，以下の式

$$T = 10Z + 50 \tag{5.10}$$

によって，偏差値または T 得点とよばれるものを求めることができる．偏差値の平均は 50，標準偏差は 10 となる（3 章の練習問題 6 を参照）．

例題 5.3

ある集団 1000 人の体重を測定した結果，平均値 55 kg，標準偏差 5 kg で正規分布を示した．
① 中央値と平均値のどちらが大きいか答えなさい．
② 55 kg から 65 kg の範囲にいる人数を求めなさい．
③ 60 kg 以上の人数を求めなさい．
④ 45 kg 以下の人数を求めなさい．
⑤ 48 kg 以下の人数を求めなさい．

解 答

① 正規分布は，中央値も平均値も同じになる．
② 55 kg 〜 65 kg という範囲は，平均値 μ から平均値 $\mu + 2 \times \sigma$（5，標準偏差）の範囲である．その割合は図 5.11 より $0.3413 + 0.1359 = 0.4772$ である．したがって，この範囲にいる人数は $1000 \times 0.4772 = 477$（人）である．
③ 60 kg 以上は，平均値 μ ＋標準偏差以上の範囲であるから，その割合は図 5.11 より $0.5 - 0.3413 = 0.1587$ である．したがって，この範囲にいる人数は $1000 \times 0.1587 = 159$（人）である
④ 45 kg 以下は，平均値 $\mu - 2 \times$ 標準偏差 σ 以下の範囲であるから，その割合は図 5.11 より $0.5 - 0.3413 - 0.1359 = 0.0228$ である．したがって，この範囲にいる人数は $1000 \times 0.0228 = 23$（人）である．

⑤ まず 48 kg が平均からどのくらい離れているかを求める．式 (5.9) を用いて

$$Z = \frac{48-55}{5} = -1.4$$

そこで -1.4 以下の確率を EXCEL の統計関数 NORMSDIST(Z 値) で求めると，0.0808 になる．したがって $1000 \times 0.0808 = 80.8$（人）である．

例題 5.4

ある模擬試験を 10,000 人が受験した．Aさんの試験成績は偏差値で 70，Bさんは 60 であった．Aさん，Bさんはそれぞれ上位何番以内であるかを求めなさい．

解 答

偏差値の平均 μ は 50，標準偏差 σ は 10 であるから，Aさんは $\mu + 2\sigma$，Bさんは $\mu + \sigma$ の位置にいる．そして図 5.11 あるいは図 5.12 より，Aさんより偏差値が高い者の割合は $0.5 - 0.3413 - 0.1359 = 0.0228$ である．したがって，Aさんは上位 $10{,}000 \times 0.0228 = 228$ 番以内にいる．同様に，Bさんより偏差値が高い者の割合は $0.5 - 0.3413 = 0.1587$ である．したがって，Bさんは上位 $10{,}000 \times 0.1587 = 1587$ 番以内にいる．

正規分布は統計学において最も重要な分布であるが，その理由として次のことがあげられる．

① 統計理論の基礎におくべき数多くの特性をもっている（後述の推定，検定理論のほとんどは，母集団，あるいは標本分布が正規分布することを基礎としている）．
② 非正規分布のほとんどは極限状態において正規分布に近づく（たとえば二項分布は，n が増えるにつれて正規分布に近づく，など）．
③ 正規分布にしたがわないどのような確率分布でも，標本平均の分布は，n が大きくなると，おおむね正規分布にしたがう（中心極限定理．6 章 6.3 節を参照）．
④ 変数変換によって正規分布にしたがうようになる例が多い（たとえば，X の対数変換 $\log_e X$ が正規分布をする対数正規分布）．

②のような特徴があるため，標準正規分布は 10 章の比率に関する推定や検定などで利用される．

これ以降，推測統計学の基本となる**標本分布**について紹介する．

5.4.2 χ^2 分布

χ はギリシャ文字で「カイ」と発音する．したがって，χ^2 分布は「カイじじょうぶんぷ」と読む．期待値からのずれの度合いを判定するのに用いられる（p.34 参照）．

n 個の独立な確率変数 $X_1, X_2, \cdots, X_n$ が独立に標準正規分布にしたがうとき，各変数の二乗和

$$\chi^2 = X_1^2 + X_2^2 + \cdots + X_n^2 \tag{5.11}$$

は自由度 n の χ^2 分布にしたがう．

なお，ここで自由度という言葉が出てきたので，簡単に説明しておこう．

式 (5.11) において，$X_1, X_2, \cdots, X_n$ はそれぞれ任意の値をとりうる．すなわち，自由に決められる個数は n 個ということになり，それを自由度とよぶ．ここでの自由度は n であったが，標本サイズが m の場合の平均値を考えてみよう．標本サイズが m で平均値がわかっている場合，m 個のデータのうち $m-1$ 個が決まれば，残りの一つは必ず決まる．したがって，この場合の自由度は $m-1$，すなわち標本サイズ -1 となり，後述の t 分布の自由度と一致する．ここで出てきた χ^2 分布のほか，t 分布や F 分布にも自由度があり，F 分布の場合はそれが二つある．

式 (5.11) の確率密度関数は以下の通りである．

$$\text{確率密度関数 } f(\chi^2) = \frac{1}{2^{\frac{n}{2}} \Gamma\left(\frac{n}{2}\right)} \chi^{2\left(\frac{n}{2}-1\right)} e^{-\frac{\chi^2}{2}} \quad (0 \leq \chi^2) \tag{5.12}$$

χ^2 分布の平均は n，分散は $2n$ であり，自由度 n によって定められる．

なお，式 (5.12) 中の $\Gamma(n/2)$ はガンマ関数で，n が偶数ならば

$$\Gamma\left(\frac{n}{2}\right) = \left(\frac{n}{2}-1\right)\left(\frac{n}{2}-2\right) \times \cdots \times 2 \times 1$$

n が奇数ならば

$$\Gamma\left(\frac{n}{2}\right) = \left(\frac{n}{2}-1\right)\left(\frac{n}{2}-2\right) \times \cdots \times \frac{3}{2} \times \frac{1}{2} \times \frac{\sqrt{\pi}}{2}$$

である．

χ^2 分布の形は自由度 n の値によって定まる．自由度 n が大きくなるにつれ，一峰性の分布となり，徐々に左右対称な正規分布に近づく（図 5.13）．

χ^2 分布は，9 章の適合度の検定や独立性の検定などに利用される．

5.4.3 t 分布

t 分布は，標本平均（たとえば，10 人の標本を取り出して求めた平均）の分布において，母分散 σ^2 が未知の場合の分布として導かれたものである．

たとえば，10 人の標本を何度も取り出して，次の式 (5.13) によって分布図を描くと，図 5.14 のような自由度（人数 -1）の t 分布が得られる．

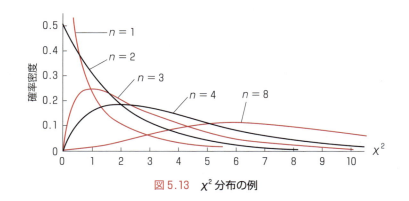

図5.13 χ^2分布の例

$$t = \frac{(標本平均 - 母集団平均)}{\frac{標本標準偏差}{\sqrt{標本サイズ}}} \tag{5.13}$$

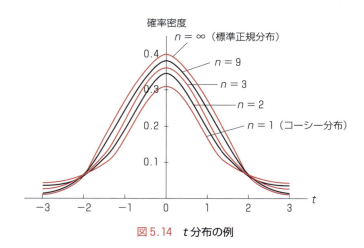

図5.14 t分布の例

自由度 n の t 分布の確率密度関数 $f(t)$ は次式で与えられる.

$$f(t) = \frac{\Gamma\left(\frac{n+1}{2}\right)}{\sqrt{n\pi}\,\Gamma\left(\frac{n}{2}\right)} \left(1 + \frac{t^2}{n}\right)^{-\frac{n+1}{2}} \tag{5.14}$$

自由度 n の t 分布の母平均は 0 である.自由度 1 の t 分布はコーシー分布とよばれ,平均も分散ももたない分布である.自由度が大きくなるにつれて標準正規分布に近づき,自由度が無限大のとき標準正規分布に一致する(図5.14).

t 分布は,11 章における相関係数に関する推定や検定,12 章における平均値に関する推定や検定などで利用される.

5.4.4　F分布

自由度 m の χ^2 分布にしたがう統計量 χ_1^2 と，これと独立な自由度 n の χ^2 分布にしたがう統計量 χ_2^2 があったとき

$$F = \frac{\dfrac{\chi_1^2}{m}}{\dfrac{\chi_2^2}{n}} \tag{5.15}$$

は自由度 (m, n) の F 分布にしたがう（図 5.15）．m を第一自由度，n を第二自由度という．

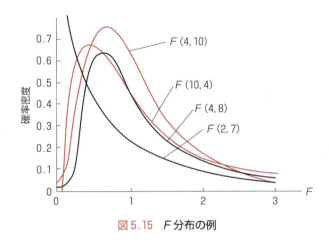

図5.15　F 分布の例

F 分布は，12 章における等分散の検定や 13 章における一元配置分散分析などで利用される．

練習問題

1 日本人の血液型のうち AB 型の割合が 10% であるとする．無作為に選んだ 100 人の日本人集団の中に AB 型の人が 20 人以上いる確率を知りたい．この集団に含まれる AB 型の人数がしたがう分布として最も適切なのはどれか．
　① t 分布　　② F 分布　　③ 正規分布　　④ 二項分布

2 正規分布について誤っているのはどれか．
　① 一峰性である．
　② 左右対称である．
　③ 平均値と中央値が一致する．
　④ 平均値が決まれば一意に定まる．
　⑤ 平均値 $\pm 2 \times$ 標準偏差の範囲に全体の約 95% が含まれる．

3 正規分布について正しいのはどれか．

① 中央値と最頻値は異なる.
② 平均値 ± 標準偏差の範囲に対象の 95% が含まれる.
③ ヒトの身長は正規分布にしたがう.
④ 二峰性である.

4 日本人の ABO 式血液型の分布は,A 型がおよそ 40% であることが知られている.いま,無作為に 10 人を選んだ場合,10 人中 8 人以上が A 型である確率を求めなさい.

5 全国の栄養学専門の学生延べ 10,000 人の体重測定を実施した.平均値 51 kg,標準偏差 4 kg の正規分布をしていた.
① 体重 55 kg 以上の者は何人いるか.
② 体重 45 kg 以下の者は何人いるか.
③ 体重 47 kg 以上 55 kg 以下の者は何人いるか.

6 推測統計学の考え方
—— 一般的な結論を導く

　前章の冒頭でも述べたように，得られたデータの特徴（記述統計）をもとに，その背後にあるより大きな集団（母集団）の各種の特性値を推測したり，いくつかの母集団間での特性値の比較を行うなどの手法を用いて，母集団に向けての一般的な結論を導き出そうとしたりする方法を**推測統計学**という．推測統計学を理解するには，前章までに学んだ知識に加えて，① 母集団と標本，② 標本抽出法，③ 標本分布に関する考え方を理解する必要がある．

6.1　母集団と標本

　データとは調査や検査などによってある目的をもって得られたものである．その目的に応じて対象が決定される．A校の学童の体格を調べたいときはA校の学童すべてがその調査対象となり，管理栄養士の自分の仕事に対する意識を調べたいときは管理栄養士すべてが調査対象となり，中高年女性のカルシウム摂取量と骨損失との関係を調べたいときは中高年女性すべてが調査対象となる．そして調査対象すべてに対して調査が行われた場合，それを**全数調査**（悉皆（しっかい）調査, population survey）という．わが国で5年に1度行われている国勢調査などがその例である．

　しかし現実には，費用や時間などの点からいつも全数調査が可能であるとは限らないし，破壊検査などの場合，全数検査はできない．そこで国民健康・栄養調査のように，日本人世帯の中から数千世帯を選び出して，身体状況，栄養摂取状況，食生活状況について調査を行い，日本人すべての各状況の実態を探ること（統計学的推測）が行われる．このような調査を**標本調査**（sample survey）とよぶ．その際の調査対象を**標本**（sample）といい，その個数（人数）を**標本サイズ**（標本の大きさ，サンプルサイズ）という．また，標本の背後にある真に知りたい対象を**母集団**（population）という．

　母集団は一つだけとは限らない．管理栄養士を対象とする調査を考える場合，日本人のみを考えるのであれば「日本人管理栄養士」が母集団となるが，国による文化的背景の相違が管理栄養士の仕事に対する意識に影響すると考えられる場合には，二つ以上の国での

比較を行うことになる．たとえば，管理栄養士の仕事に対する意識の相違を日米間で比較する場合，「米国の管理栄養士」と「日本の管理栄養士」はそれぞれ異なった集団として仮定され，二つの異なる母集団間の差を統計学的に検討することになる．

実験においては標本と母集団という用語が必ずしもフィットしないが，一つの実験結果から一般的な状況に関する推測を行うという点では同じである．

栄養学，生物学，医学分野の研究では通常，母集団が無限大か，少なくとも標本と比較して非常に大きいと仮定する．

ところで，これまで述べてきたデータを表すための指標（比率，平均値，分散，相関係数など）は標本から求められたもので，**統計量**（statistic）という．それに対して，母集団に関する各指標を総称して**母数**（parameter）という．母集団の各指標の呼称は母比率，母平均，母分散，母相関係数などのように頭に「母」をつける．

6.2　標本抽出法

調査目的が決まれば，調査対象の特性（母集団）が決定される．調査実施に際しては，母集団から調査対象者を選び出す必要がある．これを**標本抽出**（サンプリング）という．標本から母集団の特性を推測するためには，標本が母集団から著しく偏ったものであってはならない．そのため実際の調査において，標本を選ぶときには，母集団からの**無作為抽出**（表6.1）によって標本が母集団から著しく偏ることを避けている．

表6.1　無作為抽出法の種類

単純無作為抽出法	母集団リストに通し番号をつけ，乱数を用いて標本を抽出する．母集団が大きい場合はほとんど実施不可能となる．母集団が小さい場合に有効な方法である．
系統抽出法	母集団リストがある場合，それに通し番号をつけ，最初に番号を無作為に選び，その後は同じ間隔の番号を順次抽出する方法であり，等間隔抽出法ともいう．母集団のリストが必要なのは単純無作為抽出と同様であるが，確率的な抽出はスタート番号の1回ですむので抽出作業が大幅に軽減される．
集落抽出法	母集団を，全体の縮図となっているような集落に分け，ランダムに抽出された集落のすべての要素を標本とする．1か所に留まって調査ができるのでフィールドワークのような調査に向いている．母集団リストは必ずしも必要ないが，集落が全体の縮図になっている必要がある．
層別抽出法	母集団の属性（性別，職業など）の構成比率がわかっている場合，その比率で母集団を層別し，各層に単純無作為抽出を適用する．同じ標本サイズでは単純無作為抽出法より精度が高い．
多段抽出法	何段階かの操作を経て標本を抽出する．たとえば，まず全国を都道府県に分け，調査を行う都道府県をいくつか無作為に抽出する（一次抽出）．次に，抽出された都道府県にある病院のリストを作成する．そのリストから，いくつかの病院を単純無作為抽出する．さらに抽出された病院に勤務する管理栄養士を抽出する．標本を選出するまでに何回の抽出があるかにより，2回ならば2段階抽出，4回ならば4段階抽出という．大規模な調査に向いている反面，調査の精度は落ちる．
層別多段抽出法	層別抽出法と多段抽出法を組み合わせた抽出方法である．層別抽出法より容易に実施可能であり，多段抽出法より高い精度を保てる．応用的にも最も重要な抽出方法である．

調査には誤差が伴うが，その誤差は**標本誤差**とバイアス（偏り）などの非標本誤差に大別される．バイアスはデータ解析時には補正できないので，できるだけバイアスの影響を受けないような調査計画樹立およびデータ収集を実施すべきである（表6.2）．

表6.2 標本調査においてバイアスを生じさせる原因

原因	例
調査対象者の選び方に起因するもの	母集団規定が妥当でないなど
調査項目，質問に起因するもの	調査項目の妥当性の欠如，質問数が多すぎて回答者の疲労を誘発，質問文の不備など
調査員に起因するもの	調査員の未熟，調査員間の了解度・調査技術の差異，調査員のメイキング（自分で回答をつくってしまう）など
被調査者に起因するもの	質問への解釈の違い，記憶想起による誤差など
調査方法に起因するもの	調査方法の信頼性の低さ，調査時期の不適切，調査日数不足など
調査員と被調査者の関係に起因するもの	信頼関係の不足，利害関係など
集計の段階で起きるもの	コーディングミス，データの入力ミス，計算ミスなど

一方，標本誤差の影響は無作為抽出を行うことによって推定できるため，無作為抽出法を用いることが推奨される．しかし現実には，無作為標本抽出には手間がかかるし，完全な無作為標本を得られない場合もある．そのような場合は**有意抽出**（表6.3）を行うことも考慮する．

表6.3 有意抽出法の種類

機縁法，紹介法	友人や知人などを標本とする方法であり，とくに紹介をつないでいく方法をスノーボール（雪だるま）法という．希少標本を必要とする調査に適する．
応募法	自発的に応募してきた人を標本とする方法で，マーケティング調査に利用される．
典型法	母集団を代表する「典型」と考えられる人を標本とする．希少母集団である場合，典型的な分類にしたがって専門家に選んでもらうと，全体を代表する標本を効率よく構成できる場合がある．
インターセプト法	街頭，ショッピングセンターなどで調査協力を依頼する方法である．調査員の技量によって協力率が左右される．
出口調査	選挙当日に投票所から投票を終えて出てきた有権者に，どの政党，候補者に投票したのか尋ねる．
デルファイ法	専門的な知識を必要とする領域の意見集約のための調査方法で，専門家集団に対してアンケート調査を行い，その結果を専門家集団にフィードバックし，その結果を踏まえて再度，調査を行い，少数意見にまとまるようフィードバックを繰り返す．得られた結果を，専門家によって集約された評価・意見・予測として利用する．
割り当て法	国勢調査などの事前情報を利用して，母集団の構成比率に等しくなるよう標本を集める．

6.3 標本分布

6.3.1 標本分布

前述の無作為抽出法を用いて，母集団から標本サイズ n の標本を抽出することを考えてみる．現実には，標本調査は 1 回の標本抽出をしただけで終えるが，ここでは仮想的に繰り返し抽出することを考える（図 6.1）．1 回目の調査で計算した平均や分散の統計量を $s^{(1)}$ とする．同じように標本サイズ n の 2 回目の調査で得られた統計量を $s^{(2)}$ とする．以下，同じように j 回目の調査で得られた統計量を $s^{(j)}$ で表す．そして統計量 s の度数分布を描いてみる．これを **標本分布** という．標本分布に関する具体例を次項に示すので，そこで標本分布のイメージをつかんでほしい．

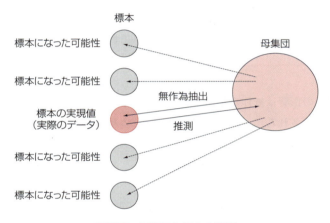

図 6.1　母集団と標本の関係

なお，母集団に理論的な分布を仮定して数理的に導かれた標本分布には，5 章で見た正規分布，二項分布，χ^2 分布，t 分布，F 分布などがある．これらの分布は後述の推定や検定に用いられる．

6.3.2 標本平均の期待値と分散

ここで 20 歳の日本人女性の身長の母集団平均 μ を知りたいとする．すべての 20 歳の女性 50 万人の身長を調べれば（全数調査を行えば），平均 μ の値はわかるが，現実には莫大な費用や時間がかかり，実施は難しい．そこで母集団から何人かを抽出して，その標本にもとづいて推測を行うことになる（図 6.2）．標本における平均や分散などの統計量から推測が行われるが，実際にはたった 1 回の標本調査から推測するわけである．そのためには，**標本平均** や **標本分散** に関する標本分布の性質を知っておく必要がある．

ちなみに，20 歳の日本人女性 50 万人の身長は正規分布をとる．この集団から，標本サイズ 100 人の標本調査を数多く行うことにする．たとえば 50 回の標本調査を行ったとし

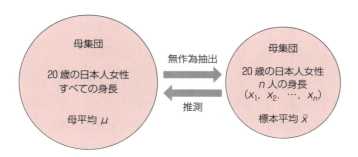

図 6.2 母平均 μ の標本平均 $\bar{x}$ による推測

たら，標本平均も 50 個求められる．求められた 50 個の標本平均の度数分布表を作成し，それをヒストグラムにしてみる．図 6.3 は標本抽出を 50 回，100 回，200 回，1000 回行った場合のヒストグラムである．抽出回数が多くなるにつれて，凸凹がなくなっていくのがわかる．

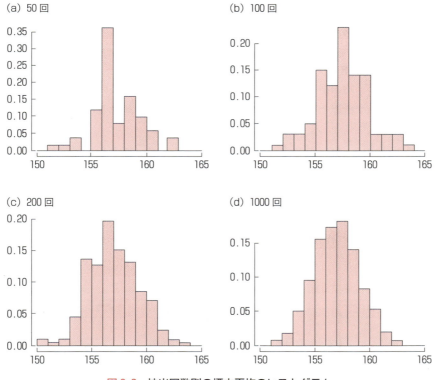

図 6.3 抽出回数別の標本平均のヒストグラム

50 万人から 100 人を選ぶ（復元抽出．同一人を繰り返し抽出することが許される）組合せは $500{,}000^{100}$ 通りあり，天文学的な数値になるが，理論上，この $500{,}000^{100}$ 通りすべて

の組合せの標本平均の分布を検討すると，

$$\text{標本平均の期待値 } E(\bar{x}) = \text{標本平均の平均} = \text{母平均 } \mu \tag{6.1}$$

である．

この例でいうと，20歳の日本人女性100人を選び出したときの平均身長を求める．さらに，その標本抽出を100回行い，それぞれの標本における女性の身長の平均値の平均値を求めると，それは母集団（20歳の日本人女性50万人）の平均値に近くなる．

ここでは抽出する人数を100人としたが，標本サイズが1000人，2000人と大きくなるほど母集団の平均値に近づき，後述するように標本平均値（100回の抽出を行えば，100個の平均値が求められる）の標準偏差（これを標準誤差という．後述）が小さくなる．

しかし，標本平均の分散は母分散と等しくはならず，その関係は以下の式で示される．

$$\text{標本平均の分散} = \frac{\text{母分散}}{\text{標本サイズ}} = \frac{\sigma^2}{n} \tag{6.2}$$

標準偏差は分散の平方根であるから，標本平均の標準偏差は

$$\text{標本平均の標準偏差} = \frac{\text{母標準偏差}}{\sqrt{\text{標本サイズ}}} = \frac{\sigma}{\sqrt{n}} = \text{標準誤差} \tag{6.3}$$

となり，これを**標準誤差**とよぶ．標準誤差は標本サイズが大きくなるほど小さくなるので，標本平均は母平均の推定値としてより正確なものとなる．このように標準誤差は母数推定値の精度を表す指標となるが，この標準誤差を用いて後述する母平均などの推定を行うことができる．

標本平均の分布は，母集団の分布が正規分布でなくても，標本サイズが大きくなると，平均が μ，標準偏差が $\sigma/\sqrt{n}$ の正規分布に近づく．このことを**中心極限定理**という．この定理によってほかの分布が正規分布に近似できる様子を図6.4に示す．

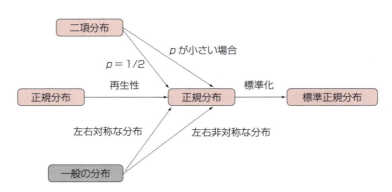

図6.4　中心極限定理による正規分布への近似

もとが正規分布の場合，平均値の確率分布は常に正規分布にしたがう．一般の分布の場合は，標本サイズ n が大きいと正規分布に近づく．左右対称な分布のほうが早く（小さな n でも）正規分布に近づく．

練習問題

1. ある市における，ある疾病の有病率を調査するために，20歳未満の群と20歳以上の群とに分け，それをさらに男女別に分け，各群の10%を抽出した．この標本の抽出方法はどれか．保健
   ① 単純無作為抽出　　② 層化抽出　　③ 系統抽出　　④ 多段抽出

2. ある市で市内在住の成人の生活実態を把握するために横断調査を行う．対象者の選定で適切なのはどれか．
   ① 市内の主要駅の通行人
   ② 無作為に選定した1地区の成人全員
   ③ 市の住民基本台帳から無作為に選定した成人
   ④ インターネットで募集した成人

3. 住民を対象に，飲酒習慣を含んだ生活習慣調査を実施することにした．標本調査を実施する際，無作為に抽出する対象として適切なのはどれか．保健
   ① 健康診査受診者　　② 健康教室参加者
   ③ 肝疾患で通院中の住民　　④ 住民登録をしている住民

4. 社員数1万人のA社で，社員の飲酒と肝機能に関する調査をするため，社員の1割を標本として抽出することにした．選択の偏りが最も小さいのはどれか．保健
   ① 誕生日が10月の者
   ② 日本酒換算で1日2合以上の飲酒者
   ③ 会社の健康教室参加者
   ④ 年齢の若い社員順

5. ある病院の医師100人，看護師200人，薬剤師20人，栄養士10人の中から33人を抽出するにはどうしたらよいか．

7 推定の考え方

── 母数を推し量る

　推定とは，標本から得られた情報をもとに，その標本が抽出された元の母集団分布の**母数**（パラメータ，母平均，母分散，母比率など）を推し量る（値を定める）ことである．
　母数の推定のために標本から求める統計量を**推定量**（推定統計量）といい，これに実際の値を入れたもの（推定量の実現値）を**推定値**という．
　推定量としては，これまでに述べてきた標本平均，標本分散，標本比率，標本相関係数などがある．たとえば身長の母平均を推定する場合，標本平均が推定量で，具体的な平均身長 160 cm が推定値である．
　母数を推定する場合に，ある一つの値として推定する方法を**点推定**という．たとえば，母平均の点推定量は標本平均となる．点推定値は一つの値というわかりやすさから，視聴率や支持率などの情報によく用いられる．しかし 6 章でも見たように，標本から得られる統計量（平均値，比率など）は各標本で異なるので，一つの値で母数を推定すると誤りをおかす可能性が常に存在する．そこで，一つの数値ではなく，ある確からしさで母数の存在する区間を示す方法が考えられる．そのような立場からの推定を**区間推定**という．区間推定では，推定量の標本分布をもとに，真の母数が入る確率がある値（たとえば 95% や 99% など）以上であることが保証できる区間を定める．逆にいえば，定めた区間に母数が入らない可能性もあり，ある程度の誤りがあることを認めた推定法である．

7.1　点　推　定

　標本から求められる標本平均値 $\bar{x}$，不偏分散 s^2，比率 m/n（ただし $m < n$），ピアソンの積率相関係数 γ などは，それぞれ母平均 μ，母分散 σ^2，母比率 p，母相関係数 ρ の点推定量であることがわかっている．
　点推定量である標本平均と母平均との関係，標本平均の分散と母分散との関係についてはすでに 6 章で述べたが，ここではこれらの関係を具体例で再確認し，標本分散と母分散との関係についても見てみたい．
　たとえば A さん，B さん，C さん，D さんの 4 人からなるミニ母集団を考え，復元抽出

によってサイズ2の標本（2人）を抽出する（図7.1）．各人の身長はAさん140 cm，Bさん150 cm，Cさん160 cm，Dさん170 cmであり，身長の標本分布を考えていく．

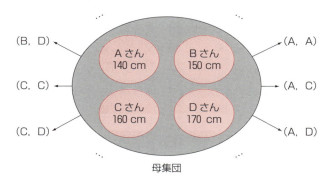

図7.1　母集団から2人を抽出する仕方

母集団の身長の平均値と分散は

$$\text{平均値} = \frac{140 + 150 + 160 + 170}{4} = 155$$

$$\text{分散} = \frac{(140-155)^2 + (150-155)^2 + (160-155)^2 + (170-155)^2}{4} = 125$$

である．

サイズ2の標本の身長の組合せは表7.1の16通りとなる．

表7.1　4人から2人を抽出した各標本における身長の組合せ

1人目 2人目	Aさん (140 cm)	Bさん (150 cm)	Cさん (160 cm)	Dさん (170 cm)
Aさん (140 cm)	(140, 140)	(140, 150)	(140, 160)	(140, 170)
Bさん (150 cm)	(150, 140)	(150, 150)	(150, 160)	(150, 170)
Cさん (160 cm)	(160, 140)	(160, 150)	(160, 160)	(160, 170)
Dさん (170 cm)	(170, 140)	(170, 150)	(170, 160)	(170, 170)

それぞれの標本の平均値は表7.2のようになる．

表7.2の16個の標本平均の平均値と分散を計算すると，それぞれ155, 62.5となる．これらと母平均，母分散を比較すると，6章で述べたように

7章 推定の考え方 —— 母数を推し量る

表7.2 各標本における平均値

1人目 2人目	Aさん (140 cm)	Bさん (150 cm)	Cさん (160 cm)	Dさん (170 cm)
Aさん (140 cm)	140	145	150	ⓐ155
Bさん (150 cm)	145	150	155	160
Cさん (160 cm)	150	155	160	165
Dさん (170 cm)	155	160	165	170

$\dfrac{140 + 170}{2}$

$$\text{標本平均の期待値} = \text{標本平均の平均} = 155 = \text{母平均} \tag{6.1}$$

$$\text{標本平均の分散} = 62.5 = \dfrac{125}{2} = \dfrac{\text{母分散}}{\text{標本サイズ}} \tag{6.2}$$

という関係が成り立っていることを確認できる.

次に,16個の標本の標本分散,不偏分散は表7.3,表7.4のようになる.

表7.3 各標本における標本分散

1人目 2人目	Aさん (140 cm)	Bさん (150 cm)	Cさん (160 cm)	Dさん (170 cm)
Aさん (140 cm)	0	25	100	ⓐ225
Bさん (150 cm)	25	0	25	100
Cさん (160 cm)	100	25	0	25
Dさん (170 cm)	225	100	25	0

$\dfrac{(140-155)^2 + (170-155)^2}{2}$

表7.4 各標本における不偏分散

1人目 2人目	Aさん (140 cm)	Bさん (150 cm)	Cさん (160 cm)	Dさん (170 cm)
Aさん (140 cm)	0	50	200	ⓐ450
Bさん (150 cm)	50	0	50	200
Cさん (160 cm)	200	50	0	50
Dさん (170 cm)	450	200	50	0

$\dfrac{(140-155)^2 + (170-155)^2}{2-1}$

これらの表から計算すると，

$$標本分散の期待値 = 標本分散の平均値 = 62.5 \neq 125 = 母分散$$
$$不偏分散の期待値 = 不偏分散の平均値 = 125 = 母分散$$

となる．

推定量の期待値（繰り返し求めたときの平均的な値）が真の母数に一致することを**不偏性**があるといい，その推定量を**不偏推定量**という．ここで見たように標本平均は母平均の不偏推定量になっているが，標本分散には不偏性がなく，母分散の不偏推定量は不偏分散となる．

不偏性は，点推定量が母数のよい推定量であるための条件であるが，そのほかの条件として**一致性**（標本サイズが大きくなるとともに，推定量が真の母数に近づく性質），**有効性**（分散を最小にする推定量が有効であること）などがある．

7.2　区間推定

区間推定法は，ある確からしさで母数の存在区間を推定するものである．その確からしさを**信頼係数**といい，$1-\alpha$ と表し，その区間が母数を含む確率を表す．その存在区間の幅を $100(1-\alpha)\%$ **信頼区間**とよび，その区間の両端を**信頼限界**（上側信頼限界，下側信頼限界）とよぶ（図 7.2）．通常は $1-\alpha$ に 0.95 や 0.99（$\alpha = 0.05$ や 0.01），すなわち 95% や 99% といった値がよく用いられる．95% 信頼区間（あるいは 99% 信頼区間）とは，この信頼限界の間に母集団の真の値を含んでいることが 95%（あるいは 99%）確実であることを意味する．この点については，たとえば「この範囲内に真の値を含む確率が 95% である」あるいは「データの 95% がこの範囲内にある」などの誤解がある．

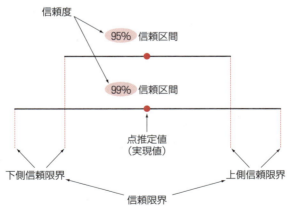

図 7.2　区間推定の用語

95% 信頼区間とは，たとえばサンプリング（標本抽出）を 100 回行い，それぞれの信頼区間を計算すれば，そのうち 95 の信頼区間には真の値（母平均や母比率）が含まれ，あとの五つの信頼区間には真の値が含まれないことを意味する．

信頼区間は，推定統計量（平均，分散）の理論的標本分布（正規分布，χ^2 分布，t 分布，F 分布など）から求める．

たとえば平均値の区間推定を行う場合，標本サイズが十分に大きければ，標本平均の標本分布は平均が μ（母平均），分散が σ^2/n（母分散/標本サイズ）の正規分布にしたがう（6章参照）．したがって，標本平均を標準化した統計量

$$\frac{標本平均 - 母平均}{\frac{母標準偏差}{\sqrt{標本サイズ}}} = \frac{標本平均 - 母平均}{標準誤差} = \frac{\bar{x} - \mu}{\frac{\sigma}{\sqrt{n}}} \tag{7.1}$$

は，平均 0，分散 1 の標準正規分布にしたがうことを利用する．

図 7.3 のように，不等式「$-1.96 \leq$ 統計量 ≤ 1.96」が面積 95% 区間を表し，これを推定すべき母数について解くことで 95% 信頼区間が求められる．

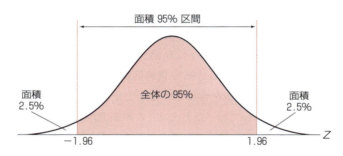

図 7.3　区間推定の考え方
標準正規分布の場合，不等式「$-1.96 \leq$ 統計量 ≤ 1.96」が面積 95% 区間を表し，これを推定すべき母数について解くことで 95% 信頼区間が求められる．

なお，この統計量の分母は標本平均の標準偏差であり，このような統計量の標準偏差は，前述したように標準誤差とよばれるものである．したがって，標準正規分布を利用した平均値の区間推定を行うには，以下の不等式を母平均 μ について解けばよいことになる．

$$-1.96 \leq \frac{標本平均 - 母平均}{標準誤差} \leq 1.96 \tag{7.2}$$

これを母平均 μ について解くと

$$標本平均 - 1.96 \times 標準誤差 \leq 母平均 \leq 標本平均 + 1.96 \times 標準誤差 \tag{7.3}$$

となって，95% 信頼区間を求めることができる．

同じ標本の区間推定の場合，信頼度を高くすると信頼区間の幅は広くなる．すなわち，

95%信頼区間より99%信頼区間の幅は広い（図7.2）．

また，標本サイズが大きくなると，式（7.1）と（7.3）から標準誤差が小さくなるから，信頼区間の幅は狭くなる（図7.4）．

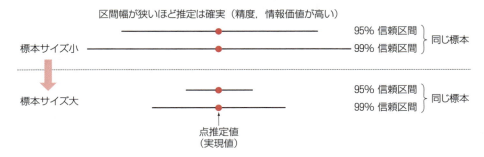

図7.4　信頼度，標本サイズと信頼区間の関係
信頼度を上げると信頼区間の幅が広がる（95%信頼区間よりも99%信頼区間の幅は広い）．標本サイズが大きいほど同じ信頼性に対して信頼区間の幅は狭くなる（精度が増す）．

各種母数の区間推定においては，正規分布だけではなく，前述したようにχ^2分布，t分布，F分布なども利用される．区間推定の各論（具体例）については9章以降を見ていただきたい．

練習問題

1 ある調査地における住民のうち，100人を抽出して身長を測定したところ，平均身長は156.0 cmであり，95%信頼区間は154.4 cm〜157.6 cmであった．これに関する記述として正しいのはどれか．
　① 100人のうち，95人の身長はこの信頼区間内にある．
　② この調査地の住民のうち，95%の人の身長がこの信頼区間内にある．
　③ 100人ではなく，200人を抽出して測定したら，95%信頼区間の幅も広がる．
　④ 95%信頼区間ではなく，99%信頼区間を求めたほうが信頼区間の幅は小さくなる．
　⑤ この調査地の住民全員の平均身長が，この信頼区間内にある確率は95%である．

2 ある特定保健用食品の製造において，関与成分の量を平均30 mg，分散0.5 mg^{2}になるように機械を調整してある．ある日製造された特定保健用食品の中から20個を無作為抽出して関与成分量を測定したところ，その平均値は30.2 mgであった．この日製造された特定保健用食品の関与成分量の平均値の95%信頼区間を求めなさい．

8 検定の考え方

── 仮説を確かめる

　前章で解説したように，推定では，標本から得られる統計量の分布をもとに，特定の標本統計量の値（平均値など）が，ある確率下で起こりうる母数（母平均など）の存在する区間（95％信頼区間や99％信頼区間など）を求める．

　これに対して，推測統計のもう一つの方法である**仮説検定**（統計的仮説検定）では，母数に関するある特定の仮定を設定し，そのもとで，ある特定の統計量が得られる確率を求める．もし，この確率がある基準（**有意水準**）より小さければ，母数に関する仮定が誤っている可能性が高いと判断する．

　たとえば，ある症状に対してよく効くといわれるD薬があるとする．このD薬の症状改善割合は70％（$p = 0.7$）とされている．このD薬を10人の患者に投与したところ，D薬で症状が改善した患者は1人もいなかったとする．このとき，D薬の症状改善割合に関する考え方として，以下の3通りが考えられる．

① 10人のうち1人も有効でなかったのだから，11人目の患者にはきっと有効だろう（$p > 0.7$）．
② 11人目の患者に対する有効性は，それまでの患者とは無関係だから，やはり有効性は $p = 0.7$ である．
③ 10人のうち1人も有効でなかったのだから，この薬はあまり効かないだろう（$p < 0.7$）．

　もし，D薬の症状改善割合が真に70％（$p = 0.7$）であるとすれば，症状改善がない割合は30％（$q = 0.3$）であるから，10人続けて有効でない確率は $0.3^{10} = 0.0000059049$ である．ある基準を0.05としたとき，この確率は基準より低いので，③の考え方が正しいとするのが統計的仮説検定の立場である．このように，特定の仮定（D薬の症状改善割合が70％，$p = 0.7$）のもとで，ある事象（10人続けて効かない）が得られる確率 0.0000059049 が，ある基準（0.05）より小さいので，特定の仮定が誤っている可能性が高いと判断するのである．

検定の手順をまとめると表8.1のようになる.

表8.1　仮説検定の手順

① 「差がない」という帰無仮説と「差がある」という対立仮説の設定
② 検定法（仮説を吟味するための統計量. χ^2, t, F, Z など）の選択
③ 仮説の正否の判断基準となる確率（有意水準）の決定
④ 検定統計量の計算と有意点の算出（検定統計量の得られる確率の算出）
⑤ 帰無仮説の棄却／採択の判定

8.1　帰無仮説と対立仮説

　新開発のE食品が女性の更年期症状の一つである「ほてり」をおさえる効果があるかどうかを調べることを考えてみよう．いくつかの方法が考えられるが，その一つとして，更年期女性を対象として2グループをつくり，一方のグループにはE食品を与え，もう一方のグループには，E食品と似ているが，ほてりをおさえる成分（関与成分）を含まないF食品を与える．各グループにおいて，「ほてり」がおさえられた者の割合を比較することにする．

　この調査の目的は「E食品がほてりをおさえる効果がある」ことを検証することであるが，それは「ほてりをおさえる者の割合は，E食品とF食品とで差がある」ことを検証することである．

　しかし統計的仮説検定においては，「E食品がほてりをおさえる効果はない」こと，すなわち「ほてりをおさえる者の割合は，E食品とF食品とで差がない」という仮説を立てることから始める．調査・実験の目的は，この仮説を棄却することによって達せられるわけで，この意味で，この仮説は帰無仮説（無に帰される仮説）とよばれ，H_0 と表記される．

　これに対して「ほてりをおさえる者の割合は，E食品とF食品とで差がある」は，帰無仮説が棄却された場合の受け皿になるもので，対立仮説といい，H_1 と表記される．

　「E食品がほてりをおさえる効果がある」ことを検証するためには，帰無仮説を棄却して，対立仮説を採択したい．ただし，「ほてりをおさえる者の割合は，E食品とF食品とで差がない」という帰無仮説が棄却できなかったからといって，必ずしも帰無仮説として述べられた内容が正しいことにはならない．

　標本サイズが大きくなればなるほど，対立仮説が正しい場合には帰無仮説は棄却されやすくなる．このため，帰無仮説が棄却されない理由として，真に対立仮説が誤っている場合と，対立仮説は正しいのだが標本サイズが小さいために帰無仮説を積極的に棄却するには至らなかった場合がある．すなわち，調査や実験で得られたグループ（条件）間の差は，偶然でも（つまり標本抽出の誤差によっても）十分に起こりうる程度の差とみなし，統計的（確率論的）に意味のある差ではないという判断を下すにすぎない．

　したがって，たとえ2食品の間に有意差が見られなかったとしても，そのことは両グル

ープ間で「ほてりをおさえる割合に差があるとはいえない」とはいえるが，「ほてりをおさえる割合は同じである」ことを実証したことにはならない．すなわち統計的検定では，グループ間に差が存在しない（すなわち「等しい」）ことを実証することはできない．だから，帰無仮説が採択された場合，積極的な判断はせずに，判定は保留することになる．「差がない」という帰無仮説は，あくまで棄却することを前提にして立てた仮説であり，実証すべき作業仮説は「差がある」という対立仮説のほうなのである．このように，帰無仮説を棄却できなかった場合に下す判断が少し曖昧になることに留意しておく必要がある．

8.2　両側検定と片側検定

すでに述べたように，統計学では帰無仮説「差がない」に対して「差がある」とする仮説のほうを対立仮説という．帰無仮説は一つしかないが，対立仮説はいくつかの仮説を想定でき，方向（どちらが大きいかどうか）だけに限っても二つの方向を考えることができる．帰無仮説からずれる方向として片方しか想定しない場合を**片側検定**，両側を想定する場合を**両側検定**という．

たとえば，① 管理栄養士国家試験の模試を受けている学生と受けていない学生では国家試験の合格率が有意に異なる，② 管理栄養士国家試験の模試を受けている学生のほうが受けていない学生より国家試験の合格率が高い，という二つの仮説を考える．①は，模試を受けている学生のほうの国家試験の合格率が高くても低くても，両群に差が認められればよいが，②は，模試を受けた学生の合格率が高くなくてはいけないという仮説になっている．①を検定するのを両側検定，②を検定するのを片側検定という．

後述するように，片側検定は両側検定に比べて帰無仮説を棄却しやすく（有意になりやすく）なる．片側検定は，事前情報や常識により，差が一方向のみに存在することが明らかな場合に適切な方法であるが，そのほかの場合，通常は両側検定を用いる．

8.3　有意水準と第一種の過誤

すでに述べたように，仮説には，帰無仮説（差がない）と対立仮説（差がある）の二つがある．**有意水準**は，帰無仮説を採択するか棄却するかを判定するための基準となる確率であり，αと表記される．区間推定で用いた信頼係数$1-\alpha$のαに対応する．「有意」とは，実際のデータから計算された平均の差や分散比などの統計量が，帰無仮説を棄却するだけの統計的な意味をもっているということである．

検定統計量が得られる確率が有意水準αより大きい場合は帰無仮説を採択し，小さい場合は棄却する．帰無仮説を棄却するということは，帰無仮説の下で検定統計量が得られる確率が非常に小さいことを意味している．したがって，帰無仮説の採択／棄却の判断基準である有意水準αは小さい値が設定され，0.05，0.01，0.001などが用いられることが多い．

有意水準αより小さい確率に対応する標本分布の領域を帰無仮説の**棄却域**という．検定

統計量の値が棄却域にあれば，帰無仮説は棄却される．両側検定であれば，分布の上側および下側の確率 $\alpha/2$ の部分が棄却域となり，片側検定であれば，下側または上側の確率 α の部分が棄却域となる．図 8.1 には，標本分布が標準正規分布で，有意水準 5% の場合の棄却域，採択域とその境界（臨界値）を示してある．これを見てわかるように，有意水準が同じ場合，片側検定のほうが両側検定より帰無仮説を棄却しやすくなっている．

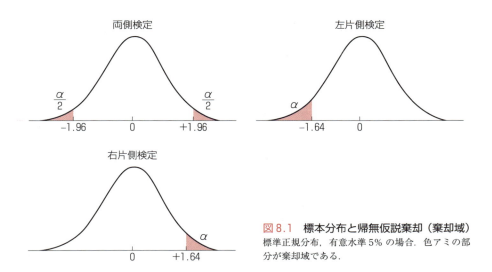

図 8.1 **標本分布と帰無仮説棄却（棄却域）**
標準正規分布．有意水準 5% の場合．色アミの部分が棄却域である．

有意水準の値で $\alpha = 0.05$ というのは，同じような状況下で 100 回検定を行うと，そのうちの 5 回（5%）の決定（帰無仮説を棄却する）が誤っていることを示す．すなわち，帰無仮説が正しいにもかかわらず，誤って帰無仮説を棄却する確率が 0.05 あるということである．この誤りのことを**第一種の過誤**（type I error）という．また有意水準は，第一種の過誤をおかす危険性を表しているため，**危険率**ともいう．

有意水準をどのように定めるかは，第一種の過誤（本当は差がないのに，差があるとしてしまう誤り）をどの程度にするかにかかわっており，第一種の過誤を少なくしたければ，有意水準を 0.05 ではなく 0.01 や 0.001 と小さくすればよい．たとえば，ある特定保健用食品の効果に関する実験などでは，有意水準は，本当は効果がないのに誤って効果があると判定する確率となるので，その確率を小さくしたい場合は，0.05 ではなく 0.01 や 0.001 としてやればよいことになる．

検定で有意水準を用いて判定する場合，検定統計量の値が得られる確率（**有意確率 p**）が求められれば，その有意確率 p と有意水準 α を比較すればよいことになる．現在では統計ソフトが一般的に使用され，検定統計量の値が得られる確率を直接出力してくれるので，それを用いればよい．しかし，検定統計量の値だけを用いて判定する場合は，有意水準に対する棄却域と採択域との境界の値（臨界値）とを比較することになる．臨界値を求めるには各種分布表（統計数値表，巻末の付録参照）を利用する．図 8.1（標準正規分布

では，有意水準 5% の両側検定の場合は臨界値は 1.96，片側検定の場合は 1.64 であり，検定統計量の値がこれ以上ならば帰無仮説を棄却すればよい．

8.4　検定結果の示し方

　有意確率 p（p 値）は偶然によってデータの差が生じる確率を意味し，p 値が小さければ，その差は偶然では起こりそうもないことを意味する．有意水準は，得られた p 値が十分に小さいかどうかを判断する基準である．したがって，p 値は有意水準とは異なる．ときには混同されて「有意水準 0.018 で有意な結果が得られた」などの表現を見かけることがあるが，0.018 は有意確率であり，有意水準とは異なる．有意水準は検定を行う前に決める基準であり，得られた差の極端さを示す p 値とは明確に区別する必要がある．

　また，検定の結果，p 値が 5% 以下であれば *，1% 以下であれば ** をつける習慣がある．これは，一昔前は p 値を直接計算することが困難であり，統計数値表からある値以下であるかどうかを示すほうが簡便であったからだと思われる．

　しかし今後，検定結果を示す場合は，以下の理由から p 値そのものを明記したほうがよい．

① 1% の水準で有意であっても，たとえば p 値が 0.009 と 0.00001 のときでは偶然性の度合が異なる．
② 有意水準の基準は人によって異なる可能性があるが，p 値が示されていれば，有意水準を事後的に変更して（たとえば検定の多重性について調整して）検定をやり直すことが可能である．
③ とくに経時的な観察を行う実験などでは，有意な時点に * をつける習慣があるが，このような表記を行うと，星印がついたり消えたりして解釈に苦しむことになる．

8.5　第二種の過誤と検出力

　統計学的検定では，差が偶然で生じる程度のものかそうでないかを判定する．しかし二者択一の判定をすると，結果がいつも正しいという保証はなく，2 種類の間違いを起こす可能性がある．真実は差がないのに検定では有意差ありとなる場合と，真実は差があるのに検定では有意差なしとなる場合である（表 8.2）．

　前者を第一種の過誤（α エラー）という．すでに述べたように，α エラーをおかす確率

表 8.2　検定結果と真実との関係

		真　実	
		差がない	差がある
検定	有意差なし	正しい	β（第二種の過誤）
	有意差あり	α（第一種の過誤）	正しい

は帰無仮説を棄却する確率なので，有意水準と等しい．

後者を第二種の過誤（βエラー）といい，βと表記される．正しい検定結果を得られるようにするにはαもβも小さくすればよいが，両者には一方が大きくなれば他方は小さくなるというトレードオフの関係がある．そこで両者を同時に小さくすることは難しいが，標本サイズを大きくすれば，両方を減らすことができる．

統計学的検定においては第一種の過誤を重要視して，αエラーが有意水準（通常は5%に設定される）以下になるような判定方式の中で，なるべくβエラーが小さいものを探すのが一般的である．なお$1-\beta$は，本当に差があることを検定結果で差があると見抜く確率になり，**検出力**という．βの値は通常0.2（20%）以下にするが，その場合に検出力は0.8（80%）以上ということになる．これら二つの過誤は，調査計画（実験計画）を立てる際の標本サイズ設計の基本情報として用いられる．

8.6 統計学的有意性と科学的有意性

統計学的有意性は「偶然を超えた差がある」ことを意味するが，必ずしも科学的（生物学的）に意義のある差を反映しない場合がある．統計学的検定において標本サイズが大きくなれば，小さな差であっても有意となることがある．たとえば後述の相関係数が0.1であった場合，標本サイズが10程度であれば有意とはならないが，10,000人レベルであれば有意となる．

しかし，相関係数0.1が強い関連を示すかどうかと，有意であることとは関係がないのである．したがって，統計学的に有意な結果が得られても，その実質的な意味に関してはその専門領域の判断基準によって吟味されるべきであり，検定よりも区間推定を行ったほうがよい場合もある．統計学的検定は，そのような判断を行うための一つの材料を提供しているにすぎない．また，標本サイズが小さすぎて有意な結果を得られない場合もあるが，これは統計学的に適切な標本サイズ設計ができていないことを意味し，最低標本サイズの設計が重要であることを意味している．

8.7 検定法の選択

検定統計量と用いる標本分布の組合せで検定法が決まり，さまざまな検定法が用意されている．それらの方法はパラメトリックな手法とノンパラメトリックな手法に大きく分けられる（表8.3）．

パラメトリックな手法は，母集団の特性を規定する母数についてある仮説を設けるものであり，正規分布やほかの特定の分布（t分布やF分布など）にしたがうことを仮定している．この検定法にはデータの分布やそのほかの制約条件があるが，その前提が満たされていれば最良の方法となる．

これに対し，母集団の分布型（母数）に関する前提を必要としない検定法をノンパラメトリックな検定法という．この方法の多くは，順位データを用いて検定のための統計量を

表8.3 パラメトリックな手法とノンパラメトリックな手法の相違

	パラメトリックな手法	ノンパラメトリックな手法
対象とする母数	平均値（t検定, F検定など） 分散 積率相関係数 —	中央値（マン・ホイットニーのU検定など） 散布度 順位相関係数 度数
尺度の水準	間隔尺度, 比例尺度	名義尺度, 順序尺度, 間隔尺度, 比例尺度
母集団の分布型	正規分布, t分布, F分布を仮定	不問
誤差分布	正規分布, 等分散性を仮定	不問
標本サイズ	小さすぎてはいけない	不問
計算量	多い	少ない
必要な数表	Z, t, F表など一般的	特殊な数表が必要な場合もある（小標本のとき）
利用できる手法	多く用意されている	分析手法はやや不十分

算出する．ノンパラメトリックな方法は前提条件が少なく，少々外れ値が入っていても，順位変換などを行うことによってパラメトリックな手法には適さないデータも処理できる場合があり，広範囲のデータに適用できる．

しかし，ノンパラメトリックな手法は制限が少ないからといって，この手法を乱用してはならない．パラメトリックな手法を適用できる条件がそろっているにもかかわらず，ノンパラメトリックな手法を用いたとすると，前述の検出力（対立仮説が正しいときに帰無仮説を棄却する確率）が低くなるという問題が生じるからである．

パラメトリック法，ノンパラメトリック法の中にもさまざまな検定法がある（表8.4）．調査や実験を行って得たデータにどの検定法を用いるかは，調べたい指標（平均値，比率，生存時間など），データの型（計量データと計数データ），多群の比較の種類（対照群との比較，対比較，用量相関性の検討など）の組合せによって異なる．問題に応じて適切な検定法を使い分ける必要がある．

また，それぞれの検定法を適用するにあたっても，その方法の意味を十分理解しておく必要がある．たとえば後述するように（12章），二つの標本平均値の差の検定に際しては，母分散が既知の場合と未知の場合で手法が異なる．そして未知の場合でも，手順として母分散の比の検定を行ってから，その結果に応じて，スチューデント（Student）のt検定を適用するのかウェルチ（Welch）の検定を適用するのかを決めなければならない．

外れ値の棄却検定法も開発されているが，その結果が有意であった（飛び離れた値が外れ値と認められた）としても，その値を外して次の解析にすぐに進んではいけない．その場合，まず行うべきことは，その値が測定ミスや入力ミスでないかどうかの確認である．測定ミスや入力ミスではない場合，そのデータは解析に含めるべきで，その際には，用いる検定手法をノンパラメトリックなものにするなど，解析手法を工夫するとか，当該データを除いた場合と含めた場合の解析を行い，当該データの解析に対する影響を検討する必要がある．

8.7 検定法の選択

表8.4 よく使用される検定手法

目的	適用場面	パラメトリックな手法	ノンパラメトリックな手法
適合度の検定	単純集計表の観察度数が，ある分布にしたがっているかどうかを検討		χ^2検定
独立性の検定	クロス集計表で二つの項目に関連があるかどうかの検討や多群の比率の比較		χ^2検定 フィッシャーの直接確率法
母比率の検定	ある標本の母比率が既知の数と等しいかどうかを検討		二項検定 正規分布に近似する方法 F分布による方法
比率の2群比較（対応のない場合）	二つの標本の母比率に差があるかどうかを検討		χ^2検定 フィッシャーの直接確率法 正規分布に近似する方法
比率の2群比較（対応のある場合）	同一標本に対し，同一項目について時期を変えて二度調査したときの比率の変化の有無を検討		マクネマー検定
外れ値の棄却検定	飛び離れた値が外れ値であるかどうかを検討	グラブス・スミルノフ検定	
母代表値の検定	標本の母平均値が既知の値と等しいかどうかを検討	母平均値の検定	ウィルコクソン検定
2群の代表値の差の検定（対応のない場合）	二つの標本の代表値に差があるかどうかを検討	スチューデントのt検定（等分散性が仮定できる場合） ウェルチの検定（等分散性が疑問の場合）	マン・ホイットニー検定（ウィルコクソンの順位和検定） 中央値検定
二つの代表値の差の検定（対応のある場合）	対になったデータ（2変数）において，二つの変数の母平均が等しいかどうかの検討や，ある操作を加えた前後の測定値の変化の有無を検討	スチューデントの対応のあるt検定	ウィルコクソンの符号付順位和検定 符号検定
等分散度の検定	二つの標本の母分散が等しいかどうかを検討	母分散の比の検定	
多群の代表値の差の検定	3組以上の代表値がすべて等しいかどうかを検討	一元配置分散分析（等分散性が仮定できる場合）	クラスカル・ウォリスの検定（正規性，等分散性が疑問の場合）
多重比較	多群の代表値の差の検定で有意な結果が得られた場合，どれとどれに差があるのかを検討	フィッシャーのLSD法 テューキーの方法 ダネットの方法 シェッフェの方法 ボンフェローニの方法	スティールの方法 シャーリー・ウイリアムズの方法
等分散度の検定（三つ以上の場合）	分散分析を行う前に各水準での分散が等しいかどうかの検討	バートレットの検定 ハートレイの検定	
対応のある三つ以上の代表値の差の検定	同一対象に3時点以上測定した値に変化があるかどうかを検討	繰返し測定分散分析	フリードマン検定 クェードの検定
母相関の検定	二つの変数間の母相関係数が0かどうかを検討（無相関の検定）	母相関係数の検定	順位相関係数に基づく無相関検定
二つの相関係数の差の検定	二つの標本相関係数から，それぞれの母相関係数が等しいかどうかを検討	母相関係数の差の検定	

練習問題

1 次のそれぞれの事象について，統計的検定の立場から考察しなさい．
 ① 一等が 10,000 本に 1 本当たると書かれてあるくじを引いたら，幸運にも一等が当たった．
 ② 貨幣を 20 回投げたら表が 15 回出た．
 ③ ヨーロッパのある町に行ったら，偶然知っている友達に会った．
 ④ 雨が 10 日も降り続いた．きっと明日は晴れる．

2 検定の結果，有意差（有意確率 0.05）が認められなかった．帰無仮説の解釈で正しいのはどれか．
 ① 帰無仮説は正しい．
 ② 帰無仮説は誤りである．
 ③ 帰無仮説は 5% の確率で起こりうる．
 ④ 帰無仮説は正しいかどうかわからない．

3 運動教室参加者 20 人の教室開始前と終了後の血圧（収縮期血圧）を比較したところ，教室終了後の血圧が危険率 5% で有意に低下したとの結果を得た．解釈で正しいのはどれか． 保健
 ① 参加者のうち 19 人は血圧が低下したが，1 人は血圧が低下しなかった．
 ② 運動教室後に血圧が低下したという結果は，偶然である確率が 5% である．
 ③ 運動教室は血圧の低下に有効である．
 ④ 別の集団を対象とした運動教室でも同様の結果が予測される．

9 度数の検定
—— 適合度と独立性を調べる

度数に関する検定は大きく二つに分けられる．

一つは **適合度の検定** であり，1 変数に関する単純集計表において，度数分布がある理論分布にしたがっているか否かを検定する．

もう一つは **独立性の検定** で，2 変数についてのクロス集計表において，二つの変数間に関連があるか否かを検定する．

これらの検定の基本的考え方は同じであり，単純集計表やクロス集計表の各セルに対する期待度数と観測度数とのずれ（へだたり）をもとに検定する．

9.1 適合度の検定

表 9.1 のような単純集計表が得られたとき，観測された度数が，ある理論分布（たとえば遺伝学分野におけるメンデル則やハーディー・ワインベルクの法則など）にしたがっているかどうかについて検定する場合を考えてみる．このとき，帰無仮説 H_0 は「観測度数は理論度数と一致する」であり，対立仮説は H_1「観測度数は理論度数とは一致しない」である．

表 9.1 単純集計表

カテゴリー	C_1	C_2	$\cdots$	C_k	計
観測度数	n_1	n_2	$\cdots$	n_k	n

この場合，帰無仮説から各集計表のセルに対する期待度数 e_i（理論度数）を導き，期待度数と観測度数 n_i とのずれを

$$\chi^2 = \frac{(観測度数 - 期待度数)^2}{期待度数} = \frac{(n_i - e_i)^2}{e_i} \tag{9.1}$$

で定義し，すべてのセルについて上記の値を計算し，その総和 χ_0^2 を求める．

9章 度数の検定 ── 適合度と独立性を調べる

$$\chi_0^2 = \frac{(観測度数 - 期待度数)^2}{期待度数} の総和 = \sum_{i=1}^{k} \frac{(n_i - e_i)^2}{e_i} \tag{9.2}$$

この χ_0^2 が検定統計量となる．

χ_0^2 はすべての期待値が十分に大きいとき，漸近的に自由度 ϕ の χ^2 分布にしたがう．そこで，自由度 ϕ，有意水準 α に対応する χ^2 値を χ^2 分布表より求め，検定統計量 χ_0^2 と比較する．$\chi_0^2 < \chi^2(\phi, \alpha)$ のとき帰無仮説は採択され，$\chi_0^2 \geq \chi^2(\phi, \alpha)$ のとき帰無仮説は棄却される．

検定統計量 χ_0^2 が得られる確率 P を，Microsoft EXCEL の統計関数である CHISQ.DIST.RT（カイ二乗値，自由度）で求めることができる．この場合，この確率 P と，検定に先立って決めておいた有意水準 α とを比較して，$P > \alpha$ のとき帰無仮説は採択され，$P \leq \alpha$ のとき帰無仮説は棄却される．

なお，表9.1の場合の自由度 ϕ は

$$\phi = カテゴリー数 - 1 = k - 1 \tag{9.3}$$

である．

理論度数（期待度数）が一定（すべてのセルで同じ）の場合は，とくに一様性の検定とよばれる．

例題 9.1

サイコロを 120 回投げたところ，表9.2 の結果が得られた．1～6 の目の出方に偏りはないといえるか（いかさま賽でないか）．有意水準 5% で検定しなさい．

表9.2 サイコロを 120 回投げた結果

出た目	1	2	3	4	5	6	計
観測度数	23	17	22	30	12	16	120

解 答

帰無仮説 H_0 は「1～6 の目の出方はすべて等しい（いかさま賽ではない）」であり，対立仮説 H_1 は「1～6 の目の出方はすべて等しいとはいえない（いかさま賽である）」である．

1～6 の目の出る確率はそれぞれ 1/6 であり，それぞれの目の出る期待度数はすべて $120 \times (1/6) = 20$ となり等しい．式 (9.2) により

$$\chi_0^2 = \frac{(23-20)^2}{20} + \frac{(17-20)^2}{20} + \frac{(22-20)^2}{20} + \frac{(30-20)^2}{20} + \frac{(12-20)^2}{20} + \frac{(16-20)^2}{20}$$
$$= 10.1$$

また，自由度は式（9.3）により5となる．
自由度5のカイ二乗値が10.1の確率は，EXCEL関数で

$$\text{CHISQ.DIST.RT}(10.1, 5) = 0.0725$$

となり，0.05より大きくなるから帰無仮説を採択する．

あるいは，χ^2表やEXCELの関数CHISQ.INV.RT$(0.05, 5)$より$\chi^2(5, 0.05) = 7.81$であり，$\chi_0^2 < \chi^2$となるから帰無仮説を採択する．

すなわち，有意水準5%で1〜6の目の出方に違いがない（いかさま賽ではない）と考えるほうが妥当である．

例題 9.2

ある遺伝形質はA：B：C：D＝9：3：3：1のメンデル比にしたがうとされているが，実験の結果は表9.3のようになった．この結果はメンデル比にしたがっているといえるか．有意水準5%で検定しなさい．

表9.3 遺伝形質A，B，C，Dの実験結果

遺伝形質	A	B	C	D	計
観測度数	405	120	130	25	680
期待度数	382.5	127.5	127.5	42.5	680

解　答

帰無仮説H_0は「メンデル比にしたがっている」とする．

遺伝形質A，B，C，Dの出現割合はそれぞれ9/16，3/16，3/16，1/16となり，期待度数はそれぞれに680を掛けて得られ，表9.3のようになる．式（9.2）により

$$\chi_0^2 = \frac{(405-382.5)^2}{382.5} + \frac{(120-127.5)^2}{127.5} + \frac{(130-127.5)^2}{127.5} + \frac{(25-42.5)^2}{42.5}$$
$$= 9.020$$

また式（9.3）により，自由度は3である．自由度3のカイ二乗値が9.020の確率は，EXCEL関数

$$\text{CHISQ.DIST.RT}(9.020, 3) = 0.0290$$

となり，$\alpha(0.05)$より小さくなるから帰無仮説を棄却する．

あるいは，χ^2表やEXCELの関数CHISQ.INV.RT$(0.05, 3)$より$\chi^2(3, 0.05) = 7.81$であり，$\chi_0^2 > \chi^2$となるから帰無仮説を棄却する．

> すなわち，表 9.3 の観測度数は有意水準 5% で，メンデル比にしたがっているとはいえない．

9.2 独立性の検定

二つの変数 A, B の組合せで，表 9.4 のような二重クロス集計表（$k \times \ell$ 分割表）が得られたとき，二つの変数間に関連があるかどうかを検討するために独立性の検定を行う．

表 9.4 二重クロス表（$k \times \ell$ 分割表）

変数B / 変数A	B_1	B_2	$\cdots$	B_j	B_ℓ	計
A_1	n_{11}	n_{12}	$\cdots$		$n_{1\ell}$	$n_{1.}$
A_2	n_{21}	n_{22}	$\cdots$		$n_{2\ell}$	$n_{2.}$
$\cdots$						
A_i				n_{ij}		$n_{j.}$
$\cdots$	$\cdots$	$\cdots$		$\cdots$	$\cdots$	
A_k	n_{k1}	n_{k2}	$\cdots$		$n_{k\ell}$	$n_{k.}$
計	$n_{.1}$	$n_{.2}$	$\cdots$	$n_{.j}$	$n_{.\ell}$	n

帰無仮説 H_0 は「2 変数間に関連はない（独立である）」とする．

適合度の検定と同じように，観測度数と期待度数（理論度数）とのずれを用いて検定を行うが，帰無仮説のもとでは両変数が独立なので，A_i かつ B_j の相対度数は両者の積 $(n_{i.}/n) \times (n_{.j}/n)$ となり，i 行 j 列のセルの期待度数 e_{ij} は

$$e_{ij} = n \times \frac{n_{i.}}{n} \times \frac{n_{.j}}{n} = \frac{n_{i.} n_{.j}}{n}$$

変数B / 変数A	B_1	B_2	$\cdots$	B_j	B_ℓ	計
A_1	e_{11}	e_{12}	$\cdots$		$e_{1\ell}$	$n_{1.}$
A_2	e_{21}	e_{22}	$\cdots$		$e_{2\ell}$	$n_{2.}$
$\cdots$						
A_i				e_{ij}		$n_{i.}$
$\cdots$	$\cdots$	$\cdots$		$\cdots$	$\cdots$	$\cdots$
A_k	e_{k1}	e_{k2}	$\cdots$		$e_{k\ell}$	$n_{k.}$
計	$n_{.1}$	$n_{.2}$	$\cdots$	$n_{.j}$	$n_{.\ell}$	n

$$e_{ij} = n \times \frac{n_{i.}}{n} \times \frac{n_{.j}}{n} = \frac{n_{i.} n_{.j}}{n}$$

図 9.1 クロス表における各セルの期待値

となる（図9.1）．

ここで適合度の検定と同様，期待度数 e_{ij} と観測度数 n_{ij} とのずれを

$$\chi^2 = \frac{(観測度数 - 期待度数)^2}{期待度数} = \frac{(n_{ij} - e_{ij})^2}{e_{ij}} \tag{9.4}$$

で定義し，すべてのセルについて上記の値を計算して，その総和 χ_0^2 を求める．

$$\chi_0^2 = \frac{(観測度数 - 期待度数)^2}{期待度数} の総和 = \sum_{j=1}^{l}\sum_{i=1}^{k} \frac{(n_{ij} - e_{ij})^2}{e_{ij}} \tag{9.5}$$

この χ_0^2 が検定統計量となる．

χ_0^2 はすべての期待値が十分に大きいとき，漸近的に自由度

$$\phi = (k-1) \times (\ell-1)$$

の χ^2 分布にしたがうので，自由度 ϕ，有意水準 α に対応する χ^2 値を χ^2 分布表より求め，検定統計量 χ_0^2 と比較する．

しかし，検定統計量 χ_0^2 が χ^2 分布するためには各セルの期待値が十分に大きくなければならず，この条件を満たさない場合にはカテゴリーを併合するなどの注意が必要となる．とくに2×2クロス表（$k = \ell = 2$）の場合には，後述するように連続性の補正を行ったり，直接的に確率を求めたりする必要がある．各種の条件において，どのような手段をとるかについて，表9.5のような基準が提唱されている．

表9.5 各種条件における独立性の検定の適用方法

クロス表の種類	条　件	用いる方法
2×2クロス表 （自由度＝1）	① 総度数が20未満（$n < 20$）	フィッシャーの直接確率
	② 総度数が20より大きく 　 40未満（$20 < n < 40$）で 　 最小期待値＜5	フィッシャーの直接確率
	③ 総度数が40より大きく 　 最小期待値≧5	イェーツの連続性の補正
2×2クロス表 以外のクロス表 （自由度＞1）	① 期待値が5未満のセルの数が 　 20％以下で，最小期待値＞1	通常の χ_0^2
	② ①以外のとき	可能ならカテゴリーの併合後に 通常の χ_0^2

表9.6のような2×2クロス表（2×2分割表）の場合，次式によるイェーツ（Yates）の連続性の補正を行うほうがよい．

表9.6　2×2クロス表（2×2分割表）

変数A ＼ 変数B	B_1	B_2	計
A_1	a	b	$a+b$
A_2	c	d	$c+d$
計	$a+c$	$b+d$	n

$$\chi_{0c}^2 = \frac{n\left(|ad-bc|-\dfrac{n}{2}\right)^2}{(a+b)(c+d)(a+c)(b+d)} \tag{9.6}$$

表9.6の場合，通常のχ_0^2（式9.5）は次式で求めることができる．

$$\chi_0^2 = \frac{n(ad-bc)^2}{(a+b)(c+d)(a+c)(b+d)} \tag{9.7}$$

通常のχ^2検定でも，イェーツの連続性の補正をしたχ^2検定でも，自由度ϕ，有意水準αに対応するχ^2値をχ^2分布表より求め，検定統計量χ_0^2とχ_{0c}^2を比較する．$\chi_0^2(\chi_{0c}^2) < \chi^2(\phi, \alpha)$のとき帰無仮説は採択され，$\chi_0^2(\chi_{0c}^2) \geqq \chi^2(\phi, \alpha)$のとき帰無仮説は棄却される．

検定統計量χ_0^2が得られる確率Pを，Microsoft EXCELの統計関数であるCHISQ.DIST.RT（カイ二乗値，自由度）で求めることができる．この場合，この確率Pと，検定に先立って決めておいた有意水準αとを比較して，$P > \alpha$のとき帰無仮説は採択され，$P \leqq \alpha$のとき帰無仮説は棄却される．

なお，表9.6の場合の自由度ϕは

$$\phi = (k-1)(\ell-1) = 1$$

である．

通常のχ^2検定やイェーツの連続性の補正をしたχ^2検定では，漸近的にχ^2分布する統計量を求め，帰無仮説を採択するか棄却するかを決めている．

これに対して，直接的に棄却域を求める方法としてフィッシャーの**直接確率法**があり，2×2クロス表で総度数が20未満，または総度数40未満でセルの最小期待値が5に満たない場合に用いる（表9.5）．その計算はかなり煩雑になることから，ここでは省略するが，統計解析用のソフトウェアにはこの方法が組み込まれているものが多いので，そちらを利用することを勧める．

例題9.3

表2.1のデータ例において，疾病Aの既往が男女で異なるかどうかを有意水準5％で

検定しなさい．

解　答

性別と疾病Aの既往歴のクロス表を作成すると，表9.7のようになる．

表9.7　性と疾病Aに関する2×2クロス表

	疾病Aの既往歴		合計
	既往有	既往無	
男	7 (30.4)	16 (69.6)	23 (100.0)
女	2 (7.4)	25 (92.6)	27 (100.0)
合計	9 (18.0)	41 (82.0)	50 (100.0)

カッコ内は%．

どの方法を採用するかの基準では，イェーツの連続性の補正をしたχ^2検定を用いるが，ここでは① 通常のχ^2検定，② イェーツの連続性の補正をしたχ^2検定，③ フィッシャーの直接確率法の3通りの方法によって検定し，それらの結果を比較してみる．

帰無仮説 H_0 は「性別と疾病Aの既往は独立である（関連がない）」であり，対立仮説 H_1 は「性別と疾病Aの既往は独立ではない（関連がある）」である．

① 通常の χ^2 検定

式（9.7）より $\chi_0^2 = 4.4619$ であり，自由度は1である．自由度1のカイ二乗値が4.4619の確率は，EXCEL関数

$$\text{CHISQ.DIST.RT}(4.4619, 1) = 0.034658$$

となる．したがって帰無仮説は棄却される．

② イェーツの連続性の補正をした χ^2 検定

式（9.6）より $\chi_{0c}^2 = 3.0382$ であり，自由度は1である．自由度1のカイ二乗値が3.0382の確率は，EXCEL関数

$$\text{CHISQ.DIST.RT}(3.0382, 1) = 0.081326$$

となる．したがって帰無仮説は採択される．

③ フィッシャーの直接確率法による検定

フィッシャーの直接確率法では，2×2クロス表の周辺度数が固定されたとき，ある四分表が実現する確率を正確に求める．その結果，求める確率は0.062207となる．したがって帰無仮説は採択される．

9章　度数の検定 ── 適合度と独立性を調べる

　このように，通常の χ^2 検定では帰無仮説を棄却する結果となったが，イェーツの連続性の補正をした χ^2 検定とフィッシャーの直接確率法による検定では，帰無仮説は棄却されない結果となった．

　このような事情もあり，2×2 クロス表の場合は，通常の χ^2 検定結果ではなく，イェーツの連続性の補正をした χ^2 値，またはフィッシャーの直接確率を用いることが望ましい．

　表 9.5 には，イェーツの連続性の補正をした χ^2 検定とフィッシャーの直接確率法との使い分けの基準を示している．これまで，フィッシャーの直接確率を求めるのは計算が大変であり，自分で計算を行うことは難しいとされてきた．そのため，標本サイズが小さいとき（20 以下程度）は，フィッシャーの直接確率を用い，それ以外はイェーツの連続性補正をした χ^2 検定を用いればよいといわれていた．しかし，コンピュータの進歩により，各種統計ソフトでも容易にフィッシャーの直接確率を計算してくれる．したがって，できるだけフィッシャーの直接確率を用いればよいと思われる．ただし，標本サイズがある程度大きい場合は，イェーツの連続性補正をした χ^2 検定とフィッシャーの直接確率にはさほど差は見られず，どちらを用いても構わないだろう．この例題の場合は，標本サイズが 50 であり，大きいというわけではない．したがって，フィッシャーの直接確率を用いたほうがよいと思われる．ただし，標本サイズが大きくても，一部のセルに入る人数が極端に少ないような場合などは，フィッシャーの直接確率を用いる必要がある．

練習問題

1 胃がんとアスベスト曝露の関係を調べるための症例対照調査の結果を下の表に示す．χ^2 検定では危険率 5% で有意ではなかった．解釈で正しいのはどれか．　保健

	アスベスト曝露あり	アスベスト曝露なし	計
患者群	16	24	40
対照群	8	32	40
計	24	56	80

単位：人，$\chi^2 = 3.81$，$\chi^2(P = 0.05) = 3.84$．

① アスベスト曝露が胃がんの原因である．
② アスベスト曝露が胃がんの発生に大きく影響している．
③ アスベスト曝露と胃がんの発生は無関係である．
④ 偶然の結果で有意にならなかった危険がある．

2 ある地域で 30 人の食中毒患者が発生した．調査の結果，この 30 人は某会場で全員が会食をしていた．その日の出席者全員 60 人について調査を行い，マスターテーブル（食中毒の原因食品を探索するために各食品の喫食状況と食中毒発症との関係をまとめた表）を作成したとこ

ろ，下の表のようになった．

食中毒に関するマスターテーブル

食品名	発病者		非発病者		発病割合	
	食べた	食べない	食べた	食べない	食べた	食べない
A	16	14	12	18	53.3%	36.0%
B	17	13	14	16	56.7%	46.7%
C	22	8	8	22	73.3%	26.7%
D	9	21	12	18	30.0%	40.0%
E	10	20	11	19	33.3%	36.7%

それぞれの食品と食中毒発生は関連があるかどうか，有意水準5%で検定しなさい．

10 比率の検定と推定

── 割合を比べる

　ある集団における健康者の割合はどの程度であるか，A集団とB集団とではどちらに大食いの人が多いのかなどを検討する場合，比率（割合）に関する検定や区間推定を行う．

　比率に関する検定には，調査して求めた標本比率が母比率と同じかどうかに関する検定，2群（グループ）の母比率が等しいかどうかの検定，対応のある2群の比率が等しいかどうかに関する検定がある．それぞれの検定法には，データの状況がどのようになっているかによって異なった方法があるが，ここではそれらについて述べる．また，検定によって差があるかどうかを検討するだけでなく，その差がどれくらいであるかを検討するため，それぞれの検定法に対応する区間推定法についても述べる．

10.1　母比率の検定

　母比率に関する検定は，ある標本の比率が母比率（既知の数）と等しいかどうかを検討する場合に用いる．

　ある調査をn人に対して行い（標本サイズ$=n$），ある属性をもつ者の数をr人とすると，この属性をもつ者の割合p（標本比率）は

$$p = \frac{r}{n}$$

となる．ここで母比率（既知の数）をp_0とすると，母比率に関する検定の帰無仮説H_0は「標本比率は母比率と等しい（$p = p_0$）」であり，対立仮説H_1は「標本比率は母比率と異なる（$p \neq p_0$）」である．

　この検定法には，F分布を用いる方法と正規分布に近似する検定法がある．それぞれの方法を用いる基準は標準サイズによる．標本サイズが25以下（$n \leq 25$）か標本サイズ×既知の比率が5未満（$np_0 < 5$）の場合にはF分布を用いる検定法を適用し，標本サイズが25より大きい（$n > 25$）か標本サイズ×既知の比率が5以上（$np_0 \geq 5$）の場合には正規分布で近似する方法を適用する．

有意水準 α で両側検定を行う（片側検定も定義できる）手順を，方法ごとに見ていこう．

10.1.1　正規分布に近似する方法

標本サイズが十分大きいときは，正規分布に近似する方法を用いるが，その検定統計量 Z_0 は

$$Z_0 = \frac{\text{標本比率} - \text{既知数}}{\sqrt{\dfrac{\text{既知数} \times (1 - \text{既知数})}{\text{標本サイズ}}}} = \frac{p - p_0}{\sqrt{\dfrac{p_0(1-p_0)}{n}}} \tag{10.1}$$

である．ただし，比率の計算には度数（人数）という離散的な値を用いる．離散的なものを連続的なものにあてはめるため多少のずれが生じるが，ずれを小さくするためには連続性の補正を行うほうがよい．その場合の検定統計量 Z_{0C} は

$$Z_{0C} = \frac{|\text{標本比率} - \text{既知数}| - \dfrac{0.5}{\text{標本サイズ}}}{\sqrt{\dfrac{\text{既知数} \times (1 - \text{既知数})}{\text{標本サイズ}}}} = \frac{|p - p_0| - \dfrac{0.5}{n}}{\sqrt{\dfrac{p_0(1-p_0)}{n}}} \tag{10.2}$$

であるが，これはまた

$$Z_{0C} = \frac{|\text{属性をもつものの数} - \text{標本サイズ} \times \text{既知数}| - 0.5}{\sqrt{\text{標本サイズ} \times \text{既知数} \times (1 - \text{既知数})}} = \frac{|r - np_0| - 0.5}{\sqrt{np_0(1-p_0)}} \tag{10.3}$$

と表すこともできる．この検定統計量は標準正規分布にしたがうので，$\alpha/2$ に対応する Z 値を標準正規分布表より求め，検定統計量 Z_{0C} と比較する．$Z_{0C} < Z(\alpha/2)$ のとき帰無仮説は採択され，$Z_{0C} \geqq Z(\alpha/2)$ のとき帰無仮説は棄却される．

なお，検定統計量 Z_0 が得られる確率 P は，1 から Microsoft EXCEL の統計関数である NORMSDIST(Z 値) を差し引いた値を 2 倍して求めることができる．すなわち，$P = 2 \times \{1 - \text{NORMSDIST}(Z_{0C})\}$ として求める．

この場合，この確率 P と検定に先立って決めておいた有意水準 α とを比較して，$P > \alpha$ のとき帰無仮説は採択され，$P \leqq \alpha$ のとき帰無仮説は棄却される．

例題 10.1

日本人の成人男性でタバコを吸う者の割合は 36% とされている．ある病院の男性肺がん患者 138 人について調査したところ，62 人が喫煙者であった．この病院の肺がん患者の喫煙者割合は，一般成人男性と異なるといえるか．有意水準 5% で検定しなさい．

解　答

標本サイズ = 138 > 25 であるから，正規分布で近似してよい．式 (10.3) より

$$Z_{0C} = \frac{|62 - 138 \times 0.36| - 0.5}{\sqrt{138 \times 0.36 \times (1 - 0.36)}} = 2.096$$

$Z(0.025) = 1.96$ であるから，$2.096 = Z_{0C} \geqq Z(\alpha/2) = 1.96$ であり，帰無仮説は棄却される．すなわち，この病院の肺がん患者の喫煙者割合は，一般男性とは異なると考えたほうがよい．

10.1.2　F 分布による方法

① 標本比率が既知数より大きい（$p > p_0$）場合，

$$F_0 = \frac{\text{第二自由度} \times (1 - \text{既知数})}{\text{第一自由度} \times \text{既知数}} = \frac{\phi_2(1 - p_0)}{\phi_1 p_0} \tag{10.4}$$

が検定統計量となる．ここで第一自由度 $\phi_1 = 2(n - r + 1)$，第二自由度 $\phi_2 = 2r$ である．

② 標本比率が既知数より小さい（$p < p_0$）場合，

$$F_0 = \frac{\text{第二自由度} \times \text{既知数}}{\text{第一自由度} \times (1 - \text{既知数})} = \frac{\phi_2 p_0}{\phi_1(1 - p_0)} \tag{10.5}$$

が検定統計量となる．ここで第一自由度 $\phi_1 = 2(r + 1)$，第二自由度 $\phi_2 = 2(n - r)$ である．

①，②とも F_0 は第一自由度 ϕ_1 の，第二自由度 ϕ_2 の F 分布にしたがう．そこで有意水準 α に対応する F 値を F 分布表より求め，検定統計量 F_0 と比較する．$F_0 < F(\phi_1, \phi_2, \alpha/2)$ のとき帰無仮説は採択され，$F_0 \geqq F(\phi_1, \phi_2, \alpha/2)$ のとき帰無仮説は棄却される．

なお，検定統計量 F_0 が得られる確率 P を，Microsoft EXCEL の統計関数である F.DIST.RT（F_0 値，第一自由度，第二自由度）で求めることができる．

この場合，この確率 P と検定に先立って決めておいた有意水準 α とを比較して，$P > \alpha/2$ のとき帰無仮説は採択され，「標本比率が既知数と異なるとはいえない」．一方，$P \leqq \alpha/2$ のとき帰無仮説は棄却され，「標本比率は既知数と異なる」とする．

なお，既知の比率 p_0 が 0.5 と大きく異ならない場合，母比率に関する検定は二項分布を用いた二項検定を用いることができる．

10.1.3　二項検定

母比率が p_0 である事象が n 回の試行中に r 回起きる確率 P_r は，二項分布にしたがい

$$\begin{aligned} P_r &= n \text{個から} r \text{個を取り出す組合せの数} \times p_0{}^r \times (1 - p_0)^{n-r} \\ &= {}_nC_r\, p_0{}^r (1 - p_0)^{n-r} \end{aligned} \tag{10.6}$$

である．したがって，n 回の試行中に r 回以上起きる確率 P は

$$P = \sum_{j=r}^{n} P_j = 1 - \sum_{j=0}^{r-1} P_j \tag{10.7}$$

となる．

この確率 P と検定に先立って決めておいた有意水準 α とを比較して，$P > \alpha/2$ のとき帰無仮説は採択され，「標本比率が既知数と異なるとはいえない」．一方，$P \leqq \alpha/2$ のとき帰無仮説は棄却され，「標本比率は既知数と異なる」とする．

例題 10.2

A薬を 8 人の患者に投与したところ，A薬が有効であった患者は 2 人だけだった．A薬の有効率は 50％ よりも低いといえるか．有意水準 5％ で検定しなさい．

解　答

8（標本サイズ）≦ 25 であるから，F 分布による方法を用いる．また，標本比率（2/8 ＝ 0.25）が既知数（0.5）より小さいから

第一自由度 $\phi_1 = 2(r+1) = 2 \times (2+1) = 6$
第二自由度 $\phi_2 = 2(n-r) = 2 \times (8-2) = 12$

さらに式（10.5）より

$$F_0 = \frac{12 \times 0.5}{6 \times (1-0.5)} = 2$$

この値は，第一自由度 6，第二自由度 12 の 5％ 点である 2.996 より小さいので，帰無仮説「A薬の有効率は 50％ である」を採択する．

あるいは，EXCEL の統計関数より F.DIST.RT(2, 6, 12) ＝ 0.145 となり，この検定統計量の値が得られる確率は 0.145 で，有意水準より高いので，帰無仮説を採択する．

いずれにしても，A薬の有効率は 50％ より低いとはいえないと考えたほうがよい．

10.2　母比率の区間推定

標本サイズ n 中 r 個の標本が，ある特性をもっていたときに，母比率 p_0 の $100(1-\alpha)$％ の信頼区間を求める．

母比率の信頼区間を求める方法には，母比率に関する検定と同様に，F 分布を用いる方法と正規分布に近似する方法がある．

10.2.1　F 分布による方法

F 分布を用いる方法は，二項検定と等価な考え方によるものであり，標本サイズが小さい場合に対応している．

まず信頼区間の下限（下側信頼限界）を考える．第一自由度 $\phi_1 = 2(n-r+1)$，第二自由度 $\phi_2 = 2r$ に対する F 分布で，上側確率 $\alpha/2$ となる値 F_0 を求める．信頼区間の下限は

$$\frac{\phi_2}{\phi_2 + \phi_1 F_0}$$

となる．

次に信頼区間の上限（上側信頼限界）を考える．第一自由度 $\phi_1' = 2(r+1)$，第二自由度 $\phi_2' = 2(n-r)$ に対する F 分布で，上側確率 $\alpha/2$ となる値 F_0' を求める．信頼区間の上限は

$$\frac{\phi_1' F_0'}{\phi_2' + \phi_1' F_0'}$$

となる．

すなわち，母比率 p_0 の $100(1-\alpha)\%$ の信頼区間は

$$\frac{\phi_2}{\phi_2 + \phi_1 F_0} \leqq p_0 \leqq \frac{\phi_1' F_0'}{\phi_2' + \phi_1' F_0'} \tag{10.8}$$

となる．

10.2.2 正規分布に近似する方法

標本サイズが 25 より大きい（$n > 25$）か，標本サイズ×標本比率が 5 以上（$np \geqq 5$）かつ $p < 1 - p$ の場合には，正規分布で近似する方法を適用する．

その場合の母比率 p_0 の $100(1-\alpha)\%$ の信頼区間は，標準正規分布における上側確率が $\alpha/2$ となる値を $Z(\alpha/2)$，標本比率を $p(=r/n)$ とすると，以下の式で求められる．

$$\frac{n}{n + Z\left(\frac{\alpha}{2}\right)^2} \left\{ p + \frac{Z\left(\frac{\alpha}{2}\right)^2}{2n} - Z\left(\frac{\alpha}{2}\right) \sqrt{\frac{p(1-p)}{n} + \frac{Z\left(\frac{\alpha}{2}\right)^2}{4n^2}} \right\} \leqq p_0 \leqq$$

$$\frac{n}{n + Z\left(\frac{\alpha}{2}\right)^2} \left\{ p + \frac{Z\left(\frac{\alpha}{2}\right)^2}{2n} + Z\left(\frac{\alpha}{2}\right) \sqrt{\frac{p(1-p)}{n} + \frac{Z\left(\frac{\alpha}{2}\right)^2}{4n^2}} \right\} \tag{10.9}$$

なお，標本サイズが十分に大きいときは，式 (10.9) を簡略化した以下の式を用いることがある．

$$p - Z\left(\frac{\alpha}{2}\right) \sqrt{\frac{p(1-p)}{n}} \leqq p_0 \leqq p + Z\left(\frac{\alpha}{2}\right) \sqrt{\frac{p(1-p)}{n}} \tag{10.10}$$

例題 10.3

運動習慣の有無について 500 人を対象として調査したところ，運動習慣がある者の割

合は 35% であった．運動習慣がある者の割合の 95% 信頼区間を求めなさい．

解　答

標本サイズが 25 を超えているので，正規分布で近似する方法が適用できる．標本比率 $p = 0.35$，$Z(0.05/2) = Z(0.025) = 1.96$ であるから，式（10.9）より

$$\text{下側信頼限界} = \frac{500}{500 + 1.96^2}\left(0.35 + \frac{1.96^2}{2 \times 500}\right) - 1.96\sqrt{\frac{0.35(1-0.35)}{500} + \frac{1.96^2}{4 \times 500^2}}$$

$$\text{上側信頼限界} = \frac{500}{500 + 1.96^2}\left(0.35 + \frac{1.96^2}{2 \times 500}\right) + 1.96\sqrt{\frac{0.35(1-0.35)}{500} + \frac{1.96^2}{4 \times 500^2}}$$

よって 95% 信頼区間は［0.309〜0.393］となり，運動習慣がある者の割合の 95% 信頼区間は 30.9% から 39.3% となる．

10.2.3　標本比率が 0 または 1 の場合

標本比率が 0 または 1 の場合，式（10.6）〜（10.8）を用いて信頼区間を求めることはできない．そこで以下の式で求める．

標本比率が 0 の場合，

$$\begin{aligned}\text{下側信頼限界} &= 0 \\ \text{上側信頼限界} &= 1 - \alpha^{1/n}\end{aligned} \tag{10.11}$$

標本比率が 1 の場合，

$$\begin{aligned}\text{下側信頼限界} &= \alpha^{1/n} \\ \text{上側信頼限界} &= 1\end{aligned} \tag{10.12}$$

例題 10.4

ソークワクチン（ポリオの予防に用いられるワクチン）を 80 人に投与したとき，副作用を起こした人は 1 人もいなかった．広く一般にこのワクチンを投与したとき，副作用を起こす人の割合の 95% 信頼区間を求めなさい．

解　答

$\alpha = 0.05$，$n = 80$ であるから

$$1 - \alpha^{1/n} = 1 - 0.05^{1/80} = 0.037$$

したがって式（10.11）より

$$0 \leqq p_0 \leqq 0.037$$

10.3　2群の比率の差の検定

2群の比率の差の検定は，男女別に見たある事柄の割合の比較や，喫煙者割合の日米比較などのように，二つの群（グループ）間の母比率に差があるかどうかを検討する際に用いる方法である．これには2通りがある．一つは2×2クロス表（分割表）の形式にして，9章における独立性の検定と同等にみなす方法であり，もう一つは正規分布を用いる方法である．ここでは正規分布を用いる方法について述べる．

二つの群（グループ）がある．その標本サイズがそれぞれ n_1, n_2 であり，ある特性をもつものの数がそれぞれ r_1, r_2 であり，各群の比率がそれぞれ $p_1(=r_1/n_1)$, $p_2(=r_2/n_2)$ であるとする（表 10.1）．

表 10.1　2グループ（標本）における，ある特性保有状況

	特性をもつ	特性をもたない	合計
グループ1	r_1	$n_1 - r_1$	n_1
グループ2	r_2	$n_2 - r_2$	n_2
合計	$r_1 + r_2$	$n_1 + n_2 - r_1 - r_2$	$n_1 + n_2$

帰無仮説 H_0 は「2群の比率に差はない（違いはない）」であり，対立仮説 H_1 は「2群の比率に差がある（違いがある）」である．

有意水準 α で両側検定を行う（片側検定も定義できる）．

2群をまとめた全体の中で，ある特性をもつものの比率 p_T は

$$p_T = \frac{\text{各群におけるある特性をもつものの数の合計}}{\text{各群の標本サイズの合計}} = \frac{r_1 + r_2}{n_1 + n_2}$$

となる．検定統計量 Z_0 は

$$Z_0 = \frac{|\text{比率1} - \text{比率2}|}{\sqrt{\text{全体の比率} \times (1 - \text{全体の比率}) \left(\dfrac{1}{\text{標本サイズ1}} + \dfrac{1}{\text{標本サイズ2}} \right)}}$$

$$= \frac{|p_1 - p_2|}{\sqrt{p_T(1 - p_T) \left(\dfrac{1}{n_1} + \dfrac{1}{n_2} \right)}} \tag{10.13}$$

である．連続性の補正をした場合の検定統計量 Z_{0C} は

$$Z_{0C} = \frac{|\text{比率1} - \text{比率2}| - 0.5 \left(\dfrac{1}{\text{標本サイズ1}} + \dfrac{1}{\text{標本サイズ2}} \right)}{\sqrt{\text{全体の比率} \times (1 - \text{全体の比率}) \left(\dfrac{1}{\text{標本サイズ1}} + \dfrac{1}{\text{標本サイズ2}} \right)}}$$

$$= \frac{|p_1 - p_2| - 0.5\left(\frac{1}{n_1} + \frac{1}{n_2}\right)}{\sqrt{p_T(1-p_T)\left(\frac{1}{n_1} + \frac{1}{n_2}\right)}} \tag{10.14}$$

これらの検定統計量は標準正規分布にしたがうので，両側検定を行う場合には $\alpha/2$ に対応する Z 値を，片側検定を行う場合には α に対応する Z 値を標準正規分布表より求め，検定統計量 Z_0 と比較する．$Z_0 < Z(\alpha/2)$ のとき帰無仮説は採択され（2 群の比率に差はない），$Z_0 \geqq Z(\alpha/2)$ のとき帰無仮説は棄却される（2 群の比率に差がある）．

なお，検定統計量 Z_0 が得られる確率 P は，1 から Microsoft EXCEL の統計関数である NORMSDIST(Z 値) を差し引いた値を 2 倍して求めることができる．すなわち，$P = 2 \times \{1 - \text{NORMSDIST}(Z_0)\}$ として求める．

この場合，この確率 P と検定に先立って決めておいた有意水準 α とを比較して，$P > \alpha$ のとき帰無仮説は採択され，2 群の比率に差があるとはいえない．$P \leqq \alpha$ のとき帰無仮説は棄却され，2 群の比率に差はある．

例題 10.5

成人男性 100 人と成人女性 120 人の喫煙状況を調査したところ，男性喫煙者は 40 人，女性喫煙者は 15 人であった．男性のほうが女性より喫煙者割合が高いといえるか．有意水準 5% で検定しなさい．

解　答

すでに述べたように，二つの群（グループ）間の母比率に差があるかどうかを検討する方法には 2 通りがある．一つは正規分布を用いる方法であり，もう一つは 2×2 クロス表（分割表）の形式にして，9 章における独立性の検定を行う方法である．

【正規分布による方法】

この場合の帰無仮説 H_0 は「男女間で喫煙者割合に差がない」であり，対立仮説 H_1 は「男性の喫煙者割合は女性の喫煙者割合と異なる」である．

男性の喫煙者割合 $p_1 = \dfrac{40}{100} = 0.4$

女性の喫煙者割合 $p_2 = \dfrac{15}{120} = 0.125$

全体の喫煙者割合 $p_T = \dfrac{40 + 15}{100 + 120} = 0.25$

式 (10.13) より

$$Z_0 = \frac{|0.4 - 0.125|}{\sqrt{0.25(1-0.25)\left(\frac{1}{100} + \frac{1}{120}\right)}} = 4.690$$

式（10.14）より

$$Z_{0C} = \frac{|0.4 - 0.125| - 0.5\left(\frac{1}{100} + \frac{1}{120}\right)}{\sqrt{0.25(1-0.25)\left(\frac{1}{100} + \frac{1}{120}\right)}} = 4.534$$

であるから

$$Z(0.05/2) = Z(0.025) = 1.96 < 4.534 = Z_{0C} < 4.690 = Z_0$$

となり，帰無仮説は棄却される．

【独立性の検定による方法】

この問題の内容は，表10.2 の 2×2 クロス表として表すことができる．

表10.2　性別の喫煙状況

	喫煙者	非喫煙者	計
男性	40	60	100
女性	15	105	120
計	55	165	220

式（9.6）より

$$\chi_{0C}^2 = \frac{220\left(40 \times 105 - 60 \times 15 - \frac{220}{2}\right)^2}{(40+60)(15+105)(40+15)(60+105)} = 20.557$$

自由度 1 の χ^2 分布における上側確率が 0.05 となるパーセント点 $\chi^2(1, 0.05)$ は 3.84 であるから

$$\chi^2(1, 0.05) = 3.84 < 20.557 = \chi_{0C}^2$$

となり，帰無仮説は棄却される．

なお，両方法による検定統計量には $Z_0^2 = \chi_0^2$，$Z_{0C}^2 = \chi_{0C}^2$ の関係がある．

10.4　2群の比率の差の推定

2群の比率の差の検定は，2群の母比率に差があるどうかを確率的に評価し，等しいか，異なるかの判断をする材料を提供するものである．このこと自体は重要なことであるが，2群の間の比率の差がどの程度であるかを知りたいときもある．その場合，2群の比率の差の区間推定を行う．

2標本が代表する二つの母比率の差に対する $100(1-\alpha)\%$ 信頼限界（下側および上側）は

$$|比率1 - 比率2| \pm Z\left(\frac{\alpha}{2}\right) \sqrt{\frac{比率1 \times (1-比率1)}{標本サイズ1} + \frac{比率2 \times (1-比率2)}{標本サイズ2}}$$
$$= |p_1 - p_2| \pm Z\left(\frac{\alpha}{2}\right) \sqrt{\frac{p_1(1-p_1)}{n_1} + \frac{p_2(1-p_2)}{n_2}} \quad (10.15)$$

となる.

α が 0.05,0.01 のときの $Z(\alpha/2)$ の値はそれぞれ 1.96,2.58 である.

例題 10.6

例題 10.5 における男女の喫煙者割合の差の 95% 信頼区間を求めなさい.

解答

	喫煙者割合	標本サイズ
男性	0.4	100
女性	0.125	120

であるから,式(10.15)より

$$下側信頼限界 = |0.4 - 0.125| - 1.96\sqrt{\frac{0.4(1-0.4)}{100} + \frac{0.125(1-0.125)}{120}} = 0.162$$

$$上側信頼限界 = |0.4 - 0.125| + 1.96\sqrt{\frac{0.4(1-0.4)}{100} + \frac{0.125(1-0.125)}{120}} = 0.388$$

したがって,男女間の喫煙者割合の差の 95% 信頼区間は 16.2% ～ 38.8% となる.

10.5 対応のある2群の比率の差の検定

同一の対象者に対して,二つの項目に対する回答の割合の違いや,同じ項目に時期を変えて質問したときの回答の割合の変化を検定したいような場合,対応のある2群の比率の差の検定を用いる.

たとえば食品の嗜好調査で,同一対象者の回答においてA食品,B食品それぞれに対する好き／嫌いの割合が表 10.3 のような状況である場合,A食品を好きな者の割合とB食品を好きな者の割合に差があるかどうかを検定する.または,ある操作(健康教育や食事指導など)を加える前と加えた後の健康状態の良し悪しの割合が表 10.4 のような状況である場合,健康状態が良い者の割合に,ある操作の前後で差があるかどうかを検定することを考える.

10章 比率の検定と推定 —— 割合を比べる

表 10.3 食品の嗜好に関する単純集計

	好き	嫌い	計
A 食品	40	160	200
B 食品	60	140	200

表 10.4 健康状態に関する単純集計

	良い	悪い	計
操作前	120	80	200
操作後	140	60	200

この場合，表 10.5 のような表を作成する．

表 10.5 表の書き直し

(表 10.3 の場合)

		B 食品		計
		好き	嫌い	
A 食品	好き	$a=30$	$b=10$	40
	嫌い	$c=30$	$d=130$	160
計		60	140	$n=200$

(表 10.4 の場合)

		操作後		計
		良い	悪い	
操作前	良い	$a=100$	$b=20$	120
	悪い	$c=40$	$d=40$	80
計		140	60	$n=200$

このとき注目している比率は $p_1=(a+b)/n$ と $p_2=(a+c)/n$ である．

この場合の帰無仮説 H_0 は「比率に差はない」であり，対立仮説 H_1 は「比率に差がある」である．

標本比率の差は $p_1-p_2=(b-c)/n$ である．帰無仮説のもとでは $b=c$ である．これは，標本サイズが $b+c$ で母比率が 0.5 の場合の二項検定である．

$b+c$ が大きい場合には χ^2 分布で近似でき，この場合の検定法をとくにマクネマー（McNemar）検定という．$b+c$ が小さい場合は二項検定を行う．

マクネマー検定の検定統計量は

$$\chi_{0C}^2 = \frac{(|b-c|-1)^2}{b+c} \tag{10.16}$$

であり，これは自由度 1 の χ^2 分布にしたがう．したがって，自由度 1，有意水準 α に対応する χ^2 値を χ^2 分布表より求め，検定統計量 χ_{0C}^2 と比較する．$\chi_{0C}^2 < \chi^2(\phi,\alpha)$ のとき帰無仮説は採択され，$\chi_{0C}^2 \geqq \chi^2(\phi,\alpha)$ のとき帰無仮説は棄却される．

なお，検定統計量 χ_{0C}^2 が得られる確率 P を，Microsoft EXCEL の統計関数である

CHISQ.DIST.RT（カイ二乗値，1）で求めることができる．この場合，この確率Pと検定に先立って決めておいた有意水準αとを比較して$P > \alpha$のとき帰無仮説は採択され，$P \leqq \alpha$のとき帰無仮説は棄却される．

例題 10.7

表 10.5 における 2 表について，有意水準 5％ で両側検定をしなさい．

解答

【食品の嗜好に関する検定】

式（10.16）より

$$\chi_{0C}^2 = \frac{(|10-30|-1)^2}{10+30} = 9.025$$

$\chi^2(0.05, 1) = 3.84 < 9.025 = \chi_{0C}^2$ であるから，帰無仮説は棄却される．あるいは CHISQ.DIST.RT（9.025, 1）= 0.0027 であるから，帰無仮説は棄却される．すなわち，この集団ではA食品とB食品の嗜好に違いが見られる．

【操作の前後の健康状態の変化に関する検定】

式（10.16）より

$$\chi_{0C}^2 = \frac{(|20-40|-1)^2}{20+40} = 6.017$$

$\chi^2(0.05, 1) = 3.84 < 6.017 = \chi_{0C}^2$ であるから，帰無仮説は棄却される．あるいは CHISQ.DIST.RT（6.017, 1）= 0.0142 であるから，帰無仮説は棄却される．すなわち，ある操作によって健康状態の状況に変化が見られた．

10.6 対応のある 2 群の比率の差の推定

対応のある場合の母集団比率の差の$100(1-\alpha)$％ 信頼限界（下側および上側）は，表 10.5 の表記を使って，比率1 = $p_1 = (a+b)/n$，比率1 = $p_2 = (a+c)/n$ とすると

$$|p_1 - p_2| \pm Z\left(\frac{\alpha}{2}\right)\sqrt{\frac{(b+c) - \frac{(b-c)^2}{n}}{n(n-1)}} \tag{10.17}$$

となる．

10章　比率の検定と推定 ── 割合を比べる

例題 10.8

例題 10.7 の後半において，健康状態の良い者の割合の差の 95% 信頼限界を求めなさい．

解　答

式（10.17）より，対応のある場合の母集団比率の差の 95% 信頼限界（下側および上側）は

$$|0.6 - 0.7| \pm 1.96 \sqrt{\frac{(20+40) - \frac{(20-40)^2}{200}}{200(200-1)}}$$

となり，95% 信頼区間は 0.025〜0.175 となる．

練習問題

1. 従来の調査で，ロコモティブシンドローム（運動器症候群）を認知している者の割合は 20% であることがわかっている．ある都市全体を対象としてロコモティブシンドロームの認知度を上げるための広報活動を行った後，そこに住む 50 人を無作為に抽出して調査したところ，ロコモティブシンドロームを認知している者が 20 人いた．この広報活動はロコモティブシンドロームの認知度を高めたといえるかどうか，有意水準 5% で検定しなさい．

2. 健康診査を行ったところ，来診者の年齢の分布は下の表のようであった．性別の年齢構成に差があるといえるか．有意水準 5% で両側検定しなさい．

	30歳代	40歳代	50歳代	60歳以上	計
男性	9	42	36	78	165
女性	69	183	168	96	516
計	78	225	204	174	681

3. あるワクチンの予防接種の有効性を調べると下の表のようになった．予防接種を受けた群と受けなかった群で罹患者割合に差があるといえるか．有意水準 5% で検定しなさい．

	罹患者	全対象数	罹患者割合（%）
接種群	15	121	12.4
非接種群	49	97	50.5
計	64	218	29.4

11 相関係数の検定と推定 —— 2 変数の関係を知る

　相関係数は 2 変数間の相関関係を知るために求めるが，求めた相関係数が必ずしも母相関係数と一致するわけではない．母相関係数が仮に 0 であったとしても，標本の相関係数がある程度の値をとることはできる．ここでは，まず母相関係数が 0 か否かの検定方法を述べ，次に母相関係数がある特定の値（0 以外）か否かの検定方法について述べる．さらに，母相関係数が 0 とされない場合，その区間推定の方法について述べる．回帰直線についても同様に述べる．

　本章における相関係数の検定・推定方法は，ピアソンの積率相関係数でもスピアマンの順位相関係数でも適用可能である．

11.1　無相関の検定

　無相関の検定は，母相関係数 ρ（ロー）が 0 か否か，すなわち相関関係があるかないかを判定するための検定法である．

　帰無仮説 H_0 は「母相関係数は 0 である（$\rho = 0$）」であり，対立仮説 H_1 は「母相関係数は 0 ではない（$\rho \neq 0$）」である．

　有意水準 α で両側検定を行う（片側検定も定義できる）．

　標本から得られた相関係数を γ，標本サイズを n とすると，その検定統計量 t_0 は

$$t_0 = \frac{\text{相関係数の絶対値} \times \sqrt{\text{標本サイズ} - 2}}{\sqrt{1 - (\text{相関係数})^2}} = \frac{|\gamma|\sqrt{n-2}}{\sqrt{1-\gamma^2}} \tag{11.1}$$

である．この検定統計量は自由度が標本サイズ － 2（$n-2$）の t 分布にしたがうので，$\alpha/2$ に対応する t 値を t 分布表より求め，検定統計量 t_0 と比較する．$t_0 < t(n-2, \alpha/2)$ のとき帰無仮説は採択され，$t_0 \geq t(n-2, \alpha/2)$ のとき帰無仮説は棄却される．

　なお，検定統計量 t_0 が得られる確率 P は，Microsoft EXCEL の統計関数である T.DIST.2T（t 値，自由度）で求めることができる．この場合，この確率 P と検定に先立って決めておいた有意水準 α とを比較して，$p > \alpha$ のとき帰無仮説は採択され，$p \leq \alpha$ のと

き帰無仮説は棄却される．

> **例題 11.1**
>
> 表 2.1 のデータのうち，身長および体重データのある 49 人の身長と体重の相関係数を求めたところ，0.5852 であった．身長と体重に相関はあるといえるか．有意水準 5% で両側検定しなさい．
>
> **解　答**
> 式（11.1）より
>
> $$t_0 = \frac{0.5852 \times \sqrt{49-2}}{\sqrt{1-0.5852^2}} = 4.947$$
>
> $P = \text{T.DIST.2T}(4.947, 49-2) = 0.00001 \leq 0.05$ であるから，帰無仮説は棄却され，両者に有意な相関があるといえる．

11.2　母相関係数の検定

母相関係数の検定は，母相関係数が 0 ではない特定の値 ρ_0 であるかどうかを判定するための検定法である．

帰無仮説 H_0 は「母相関係数 $\rho = \rho_0 (\neq 0)$」であり，対立仮説 H_1 は「母相関係数 $\rho \neq \rho_0 (\neq 0)$」である．

有意水準 α で両側検定を行う（片側検定も定義できる）．

標本から得られた相関係数を γ，標本サイズを n とすると，相関係数 γ に対してフィッシャーの Z 変換とよばれる以下の変換を行う．

$$Z_\gamma = \frac{1}{2} \times \frac{1 + 相関係数}{1 - 相関係数} \text{の自然対数} = \frac{1}{2} \ln \frac{1+\gamma}{1-\gamma} \tag{11.2}$$

検定統計量 Z_0 は

$$Z_0 = \frac{|相関係数の Z 変換値 - \rho_0 の Z 変換値|}{\frac{1}{\sqrt{標本サイズ - 3}}} = \frac{|Z_\gamma - Z_{\rho_0}|}{\frac{1}{\sqrt{n-3}}} \tag{11.3}$$

である．この検定統計量は標準正規分布にしたがうので，$\alpha/2$ に対応する Z 値を標準正規分布表より求め，検定統計量 Z_0 と比較する．$Z_0 < Z(\alpha/2)$ のとき帰無仮説は採択され，$Z_0 \geq Z(\alpha/2)$ のとき帰無仮説は棄却される．

なお，検定統計量 Z_0 が得られる確率 P は，1 から Microsoft EXCEL の統計関数である NORMSDIST(Z 値) を差し引いた値を 2 倍して求めることができる．すなわち，$P = 2 \times \{1 - \text{NORMSDIST}(Z_{0C})\}$ として求める．この確率 P と検定に先立って決めておいた

有意水準 α とを比較して，$P > \alpha$ のとき帰無仮説は採択され，$P \leqq \alpha$ のとき帰無仮説は棄却される．

例題 11.2

例題 11.1 の相関係数は，母相関係数が 0.81 であるといってよいか．有意水準 5% で両側検定しなさい．

解　答

式 (11.2) より

$$Z_\gamma = \frac{1}{2} \ln \frac{1+0.5852}{1-0.5852} = 0.6703$$

$$Z_{\rho_0} = \frac{1}{2} \ln \frac{1+0.81}{1-0.81} = 1.1270$$

式 (11.3) より

$$Z_0 = \frac{|0.6703 - 1.1270|}{\frac{1}{\sqrt{49-3}}} = 3.0975$$

$P = 2 \times \{1 - \mathrm{NORMSDIST}(3.0975)\} = 0.001956 \leqq 0.05$ であるから，帰無仮説は棄却され，母相関係数は 0.81 ではないといえる．

11.3　母相関係数の信頼区間

標本相関係数 γ にフィッシャーの Z 変換をしたものは

平均　$\dfrac{1}{2} \ln \dfrac{1+\rho}{1-\rho}$

分散　$\dfrac{1}{n-3}$

の正規分布にしたがう．この標準誤差は

$$\frac{1}{\sqrt{標本サイズ - 3}} = \frac{1}{\sqrt{n-3}}$$

である．

母相関係数の $100(1-\alpha)\%$ 信頼限界を求めるためには，まず標本相関係数 γ を Z 変換した値の信頼限界を以下の式で求める．

$$\text{上側信頼限界 } Z_\mathrm{U} = Z_\gamma + z\left(\frac{\alpha}{2}\right) \frac{1}{\sqrt{n-3}} \tag{11.4}$$

$$\text{下側信頼限界 } Z_\text{L} = Z_\gamma - z\left(\frac{\alpha}{2}\right)\frac{1}{\sqrt{n-3}} \tag{11.5}$$

なお $z(\alpha/2)$ は，標準正規分布における上側確率が $\alpha/2$ に対するパーセント点である．

これらの Z 変換した値の信頼限界を，以下の式によって逆変換し，母相関係数の信頼限界 γ_U, γ_L を求める．

$$\text{相関係数 } \gamma = \frac{e^{2Z_\gamma}-1}{e^{2Z_\gamma}+1} \tag{11.6}$$

なお，e はネイピア数といわれる自然対数の底で，$e = 2.7182818\cdots$ である．

例題 11.3

例題 11.1 の身長と体重の母相関係数の 95% 信頼区間を求めなさい．

解　答

例題 11.1 における身長と体重の標本相関係数は 0.5852 であるから，式 (11.2) より

$$Z_\gamma = \frac{1}{2}\ln\frac{1+0.5852}{1-0.5852} = 0.6703$$

式 (11.4), (11.5) より

$$Z_\text{U} = 0.6703 + 1.96 \times \frac{1}{\sqrt{49-3}} = 0.9593$$

$$Z_\text{L} = 0.6703 - 1.96 \times \frac{1}{\sqrt{49-3}} = 0.3813$$

式 (11.6) より

$$\gamma_\text{U} = \frac{e^{2\times 0.9593}-1}{e^{2\times 0.9593}+1} = 0.7440$$

$$\gamma_\text{L} = \frac{e^{2\times 0.3813}-1}{e^{2\times 0.3813}+1} = 0.3638$$

したがって，母相関係数の 95% 信頼区間は 0.3638 〜 0.7440 である．

11.4　回帰直線の検定と推定

ここでは，4 章にある回帰直線 $y = ax + b$ における回帰係数（傾き）a および切片 b に関する検定と推定について述べる．

4 章で示したように，式 (4.10), (4.11) より

$$\text{回帰係数}\,a = \frac{x と y の共分散}{x の分散} = x と y の相関係数 \times \frac{y の標準偏差}{x の標準偏差}$$

$$= \frac{\sum_{i=1}^{n}(x_i - \overline{x})(y_i - \overline{y})}{\sum_{i=1}^{n}(x_i - \overline{x})^2}$$

$$\text{切片}\,b = y の平均値 - 回帰係数\,a \times x の平均値 = \overline{y} - a\overline{x}$$

である．また

$$V_e = \frac{y の変動 - \dfrac{(x と y の共変動)^2}{x の変動}}{標本サイズ - 2} = \frac{\sum_{i=1}^{n}(y_i - \overline{y})^2 - \dfrac{\left\{\sum_{i=1}^{n}(x_i - \overline{x})(y_i - \overline{y})\right\}^2}{\sum_{i=1}^{n}(x_i - \overline{x})^2}}{n - 2} \tag{11.7}$$

を求めておく．

また，母集団における回帰直線を $y = \kappa x + \lambda + \varepsilon$（$\varepsilon$ は誤差項）とする．

11.4.1 回帰係数 a の検定

回帰係数（傾き）a に関する検定の帰無仮説 H_0 は「母回帰係数は0である〔κ（カッパ）$= 0$〕」であり，対立仮説 H_1 は「母回帰係数は0ではない（$\kappa \neq 0$）」である．

有意水準 α で両側検定を行う．

検定統計量 t_0 は

$$t_0 = \frac{|a|}{\sqrt{\dfrac{V_e}{\sum_{i=1}^{n}(x_i - \overline{x})^2}}} \tag{11.8}$$

である．この検定統計量は自由度が標本サイズ -2（$n-2$）の t 分布にしたがうので，$\alpha/2$ に対応する t 値を t 分布表より求め，検定統計量 t_0 と比較する．$t_0 < t(n-2,\ \alpha/2)$ のとき帰無仮説は採択され，$t_0 \geqq t(n-2,\ \alpha/2)$ のとき帰無仮説は棄却される．

なお，検定統計量 t_0 が得られる確率 P は，Microsoft EXCEL の統計関数である T.DIST.2T（t 値，自由度）で求めることができる．この場合，この確率 P と検定に先立って決めておいた有意水準 α とを比較して，$p > \alpha$ のとき帰無仮説は採択され，$p \leqq \alpha$ のとき帰無仮説は棄却される．

11.4.2 回帰係数 a の推定

回帰係数 a の $100(1-\alpha)\%$ 信頼限界は以下の式により求められる．

$$上側信頼限界\ k_\mathrm{U} = a + t\left(n-2, \frac{\alpha}{2}\right) \sqrt{\frac{V_e}{\sum_{i=1}^{n}(x_i - \overline{x})^2}} \tag{11.9}$$

$$下側信頼限界\ k_\mathrm{L} = a - t\left(n-2, \frac{\alpha}{2}\right) \sqrt{\frac{V_e}{\sum_{i=1}^{n}(x_i - \overline{x})^2}} \tag{11.10}$$

なお,式 (11.9),(11.10) における $t(n-2, \alpha/2)$ は,Microsoft EXCEL の統計関数である T.INV.2T(両側確率, 自由度) = T.INV.2T($\alpha, n-2$) で求めることができる.

11.4.3　切片 b の検定

切片 b に関する検定の帰無仮説 H_0 は「母切片は 0 である ($\lambda = 0$)」であり,対立仮説 H_1 は「母切片は 0 ではない ($\lambda \neq 0$)」である.

有意水準 α で両側検定を行う.

検定統計量 t_0 は

$$t_0 = \frac{|b|}{\sqrt{\dfrac{V_e}{\sum_{i=1}^{n}(x_i - \overline{x})^2} \times \dfrac{\sum_{i=1}^{n} x_i^{\,2}}{n}}} \tag{11.11}$$

である.この検定統計量は自由度が標本サイズ -2 ($n-2$) の t 分布にしたがうので,$\alpha/2$ に対応する t 値を t 分布表より求め,検定統計量 t_0 と比較する.$t_0 < t(n-2, \alpha/2)$ のとき帰無仮説は採択され,$t_0 \geqq t(n-2, \alpha/2)$ のとき帰無仮説は棄却される.

なお,検定統計量 t_0 が得られる確率 P は,Microsoft EXCEL の統計関数である T.DIST.2T(t 値, 自由度) で求めることができる.この場合,この確率 P と検定に先立って決めておいた有意水準 α とを比較して,$p > \alpha$ のとき帰無仮説は採択され,$p \leqq \alpha$ のとき帰無仮説は棄却される.

11.4.4　切片 b の区間推定

切片 b の $100(1-\alpha)\%$ 信頼限界は以下の式により求められる.

$$上側信頼限界\ \lambda_\mathrm{U} = b + t\left(n-2, \frac{\alpha}{2}\right) \sqrt{\frac{V_e}{\sum_{i=1}^{n}(x_i - \overline{x})^2} \times \frac{\sum_{i=1}^{n} x_i^{\,2}}{n}} \tag{11.12}$$

$$下側信頼限界\ \lambda_\mathrm{L} = b - t\left(n-2, \frac{\alpha}{2}\right) \sqrt{\frac{V_e}{\sum_{i=1}^{n}(x_i - \overline{x})^2} \times \frac{\sum_{i=1}^{n} x_i^{\,2}}{n}} \tag{11.13}$$

11.4 回帰直線の検定と推定

なお，式 (11.12)，(11.13) における $t(n-2, \alpha/2)$ は，Microsoft EXCEL の統計関数である T.INV.2T（両側確率，自由度）＝ T.INV.2T$(\alpha, n-2)$ で求めることができる．

例題 11.4

表 2.1 の 49 人のデータから，身長から体重を予測する回帰式を求めると

体重 ＝ 0.7955 × 身長 − 66.93

となった．また，身長と体重の平均値および変動は下の表の通りであった．

	平均値	変動
体重	57.1	4017.658
身長	155.9	2174.077

さらに身長の平方和は 1,193,297.05 であり，身長と体重の共変動は 35.2959 であった．

身長から体重を予測する回帰式の回帰係数および切片は 0 でないといえるか．有意水準 5% で両側検定しなさい．また，それぞれの 95% 信頼区間を求めなさい．

解　答

式 (11.7) より

$$V_e = \frac{4017.685 - \dfrac{35.2959^2}{2174.077}}{49 - 2} = 85.47047$$

式 (11.8) より，回帰係数に関する検定統計量は

$$t_0 = \frac{|0.7955|}{\sqrt{\dfrac{85.47047}{2174.077}}} = 4.0121$$

である．この t_0 が得られる確率は T.DIST.2T(4.0121, 47) ＝ 0.000214477 であり，有意水準 0.05 より小さいので，帰無仮説は棄却され，回帰係数は 0 ではないと判定される．

切片については，式 (11.11) より

$$t_0 = \frac{|66.93|}{\sqrt{\dfrac{85.47047}{2174.077} \times \dfrac{1193297.05}{49}}} = 2.1631$$

である．この t_0 が得られる確率は T.DIST.2T(2.1631, 47) ＝ 0.0356 であり，有意水準 0.05 より小さいので，帰無仮説は棄却され，切片は 0 ではないと判定される．

回帰係数の 95% 信頼限界は，式 (11.9)，(11.10) より求められる．ここで，両側確

率が 5% の t 値は T.INV.2T$(0.05, 47) = 2.0117$ である．また

$$\sqrt{\frac{V_e}{\sum_{i=1}^{n}(x_i - \bar{x})^2}} = \sqrt{\frac{85.47047}{2174.077}} = 0.1983$$

であるから

$$0.7955 - 2.0117 \times 0.1983 = 0.3966$$
$$0.7955 + 2.0117 \times 0.1983 = 1.1944$$

となり，95% 信頼区間は $0.3966 \sim 1.1944$ となる．

切片の 95% 信頼区間も，式 (11.12)，(11.13) から同様にして計算すると $4.68 \sim 129.18$ となる．

練習問題

1 ともに正規分布すると仮定できる二つの連続変数 X, Y について散布図を描いた．標本数は 300 である．散布図は全体的に右上がりであり，とくに外れ値はなかった．ピアソンの相関係数を計算したところ，$r = 0.60$ であった．「母相関係数は 0 である」とする帰無仮説を立て，統計学的検定を行ったところ，有意水準 5% にて棄却された．X と Y の相関について適切なのはどれか．[保健]
① まったく相関はない．
② 有意な相関がある．
③ 相関の有意性は棄却される．
④ 相関の有無については判断できない．

2 塩分摂取量と収縮期血圧との無相関の検定をしたところ，統計学的に有意ではなかった．正しいのはどれか．[保健]
① 塩分摂取量が多いと収縮期血圧が高くなる．
② 塩分摂取量が多いと収縮期血圧が低くなる．
③ 塩分摂取量と収縮期血圧とは関係がない．
④ 塩分摂取量と収縮期血圧との関係の有無については何もいえない．

3 表 4.8 のデータから，エネルギー摂取量，タンパク質摂取量，脂肪摂取量，カルシウム摂取量，食塩摂取量の間の相関係数を求め，それぞれの相関係数について無相関の検定を行うとともに，その 95% 信頼区間を求めなさい．

4 表 4.8 のデータから，エネルギー摂取量からカルシウム摂取量を予測する回帰直線を求め，その傾きが 0 でないかどうか検定しなさい．

12 代表値の検定と推定
——平均値や中央値を評価する

　平均値や中央値などの代表値に関する検定には，パラメトリックな方法とノンパラメトリックな方法がある．パラメトリックな方法として，標本平均値が母平均値と同じかどうかに関する検定，2群（グループ）の母平均値が等しいかどうかの検定，対応のある二つの平均値が等しいかどうかに関する検定がある．ここでは，まず前述のパラメトリックな検定方法，およびそれぞれに対する区間推定法について述べる．それに続いて，2群の代表値の差および対応のある二つの代表値の差に関するノンパラメトリックな検定方法について述べる．

12.1　母平均値の検定

　母平均値の検定は，調査や実験で得られたデータの平均値が母平均値（既知の数）と等しいかどうかを検討する場合に用いる．

　ここで母平均値（既知の数）を μ_0 とすると，母平均値に関する検定の帰無仮説 H_0 は「標本平均値は母平均値と等しい（$\bar{x} = \mu_0$）」であり，対立仮説 H_1 は「標本平均値は母平均値と異なる（$\bar{x} \neq \mu_0$）」である．

　有意水準 α で両側検定する（片側検定も定義できる）．

　母分散が既知か未知かによって，検定統計量や用いる確率分布が異なる．

12.1.1　母分散 σ^2 が既知の場合

　検定統計量 Z_0 は

$$Z_0 = \frac{|標本平均値 - 母平均値|}{標準誤差} = \frac{|標本平均値 - 母平均値|}{\sqrt{\dfrac{母分散}{標本サイズ}}} = \frac{|\bar{x} - \mu_0|}{\sqrt{\dfrac{\sigma^2}{n}}} \quad (12.1)$$

である．この検定統計量は標準正規分布にしたがうので，$\alpha/2$ に対応する Z 値を標準正規分布表より求め，検定統計量 Z_0 と比較する．$Z_0 < Z(\alpha/2)$ のとき帰無仮説は採択され，$Z_0 \geq Z(\alpha/2)$ のとき帰無仮説は棄却される．

なお，検定統計量 Z_0 が得られる確率 P は，1 から Microsoft EXCEL の統計関数である NORMSDIST（Z 値）を差し引いた値を 2 倍して求めることができる．すなわち，$P = 2 \times \{1 - \text{NORMSDIST}(Z_{0C})\}$ として求める．

この場合，この確率 P と検定に先立って決めておいた有意水準 α とを比較して，$P > \alpha$ のとき帰無仮説は採択され，$P \leqq \alpha$ のとき帰無仮説は棄却される．

12.1.2 母分散 σ^2 が未知の場合

母分散の推定値として不偏分散 s^2 を用いる．その場合の検定統計量 t_0 は

$$t_0 = \frac{|\text{標本平均値} - \text{母平均値}|}{\sqrt{\dfrac{\text{不偏分散}}{\text{標本サイズ}}}} = \frac{|\overline{x} - \mu_0|}{\sqrt{\dfrac{\sum_{i=1}^{n}(x_i - \overline{x})^2}{n(n-1)}}} \tag{12.2}$$

である．この検定統計量は自由度 $n-1$ の t 分布にしたがうので，$\alpha/2$ に対応する t 値を t 分布表より求め，検定統計量 t_0 と比較する．$t_0 < t(n-1, \alpha/2)$ のとき帰無仮説は採択され，$t_0 \geqq t(n-1, \alpha/2)$ のとき帰無仮説は棄却される．

なお，検定統計量 t_0 が得られる確率 P は，Microsoft EXCEL の統計関数である T.DIST.2T（t 値，自由度）で求めることができる．

この場合，この確率 P と検定に先立って決めておいた有意水準 α とを比較して，$P > \alpha$ のとき帰無仮説は採択され，$P \leqq \alpha$ のとき帰無仮説は棄却される．

例題 12.1

平成 22 年度の乳幼児身体発育調査によれば，3 歳男児の平均身長は 96.9 cm である．ある市の保健センターの 3 歳児健診に来所した 86 人の男児の平均身長は 95.6 cm，不偏分散は 17.6 cm^2 であった．全国平均と比べて発育に差があるといえるか．有意水準 5% で両側検定しなさい．

解　答

母分散が未知なので，式 (12.2) によって

$$t_0 = \frac{|95.6 - 96.9|}{\sqrt{\dfrac{17.6}{86}}} = 2.8737$$

$P = \text{T.DIST.2T}(2.8737, 86 - 1) = 0.0051 \leqq 0.05$ であるから，帰無仮説は棄却され，母平均に比べて有意な差があるといえる．

12.2 母平均値の区間推定

推定においても，母分散が既知か未知かによって用いる式が異なる．

12.2.1 母分散 σ^2 が既知の場合

母平均値 μ_0 の $100(1-\alpha)\%$ 信頼限界は，標準正規分布における上側確率が $\alpha/2$ となる値を $Z(\alpha/2)$ とすると，以下の式で求められる．

$$
\begin{aligned}
\text{母平均値の信頼限界} &= \text{標本平均値} \pm Z\left(\frac{\alpha}{2}\right) \times \text{標準誤差} \\
&= \text{標本平均値} \pm Z\left(\frac{\alpha}{2}\right) \times \sqrt{\frac{\text{母分散}}{\text{標本サイズ}}} \\
&= \overline{x} \pm Z\left(\frac{\alpha}{2}\right)\sqrt{\frac{\sigma^2}{n}}
\end{aligned}
\tag{12.3}
$$

12.2.2 母分散 σ^2 が未知の場合

母分散 σ^2 を不偏分散 s^2 でおきかえる．母平均値 μ_0 の $100(1-\alpha)\%$ 信頼限界は，自由度 $n-1$ の t 分布における上側確率が $\alpha/2$ となる値を $t(n-1, \alpha/2)$ とすると，以下の式で求められる．

$$
\begin{aligned}
\text{母平均値の信頼限界} &= \text{標本平均値} \pm t\left(n-1, \frac{\alpha}{2}\right) \times \sqrt{\frac{\text{不偏分散}}{\text{標本サイズ}}} \\
&= \overline{x} \pm t\left(n-1, \frac{\alpha}{2}\right)\sqrt{\frac{s^2}{n}}
\end{aligned}
\tag{12.4}
$$

なお，式 (12.4) における $t(n-1, \alpha/2)$ は，Microsoft EXCEL の統計関数である T.INV.2T（両側確率，自由度）＝ T.INV.2T(α, $n-1$) で求めることができる．

例題 12.2

ある国に調査に出かけ，成人男性 100 人の身長を測定したところ，平均身長は 156.0 cm で，不偏分散は 64 cm^2 であった．身長の平均値の 95% 信頼区間を求めなさい．

解　答

母分散が未知であるから，式 (12.4) によって求める．
Microsoft EXCEL の統計関数である T.INV.2T(α, 自由度) で t 値を求めると，$t(99, 0.025)$ = T.INV.2T($0.05, 99$) = 1.9842 であるから，身長の母平均値の信頼限界は

$$156 \pm 1.9842\sqrt{\frac{64}{100}} = 156 \pm 1.5874$$

したがって，身長の平均値は 154.4 cm から 157.6 cm の間にあるといえる（95% 信頼区間）．

12.3　2群の平均値の差の検定

2群の平均 $\bar{x}_1$, $\bar{x}_2$ の差の検定の方法は，① 二つの標本の母分散が既知の場合，② 母分散は未知だが，等分散であるという確信がある場合，③ 母分散が未知で，なおかつ等分散であるという確信がない場合によって，検定統計量が異なる．

ここで2群の母平均値をそれぞれ μ_1, μ_2 とすると，帰無仮説 H_0 は「2群の平均値に差はない（$\mu_1 = \mu_2$）」であり，対立仮説 H_1 は「2群の平均値に差がある（$\mu_1 \neq \mu_2$）」である．

有意水準 α で両側検定を行う（片側検定も定義できる）．

12.3.1　母分散が既知の場合

検定統計量 Z_0 は

$$Z_0 = \frac{|標本平均1 - 標本平均2|}{\sqrt{\dfrac{母分散1}{標本サイズ1} + \dfrac{母分散2}{標本サイズ2}}} = \frac{|\bar{x}_1 - \bar{x}_2|}{\sqrt{\dfrac{\sigma_1^2}{n_1} + \dfrac{\sigma_2^2}{n_2}}} \tag{12.5}$$

である．この検定統計量は標準正規分布にしたがうので，$\alpha/2$ に対応する Z 値を標準正規分布表より求め，検定統計量 Z_0 と比較する．$Z_0 < Z(\alpha/2)$ のとき帰無仮説は採択され，$Z_0 \geqq Z(\alpha/2)$ のとき帰無仮説は棄却される．

なお，検定統計量 Z_0 が得られる確率 P は，1からMicrosoft EXCELの統計関数であるNORMSDIST(Z値) を差し引いた値を2倍して求めることができる．すなわち，$P = 2 \times \{1 - \text{NORMSDIST}(Z_{0C})\}$ として求める．

この場合，この確率 P と検定に先立って決めておいた有意水準 α とを比較して，$P > \alpha$ のとき帰無仮説は採択され，$P \leqq \alpha$ のとき帰無仮説は棄却される．

例題 12.3

全国共通模擬試験が実施され，A校，B校ではそれぞれ200人，250人が受験し，各人の偏差値の平均はA校58.2，B校56.6であった．両校間の成績に差があるといえるかどうかを有意水準5%で検定しなさい．ただし，模擬試験の偏差値の標準偏差は10であることがわかっている．

解　答

母分散 σ^2 はA校，B校とも $10^2 = 100$ であるから，式（12.5）より

$$Z_0 = \frac{|58.2 - 56.6|}{\sqrt{\dfrac{100}{200} + \dfrac{100}{250}}} = 1.6865$$

標準正規分布表より $Z(0.025) = 1.96 > Z_0 = 1.6865$ であるから，帰無仮説は採択される．したがって，両校の成績に差があるとはいえない．

12.3.2 母分散が未知の場合

母分散が未知の場合，2群の母分散が等しいかどうかを等分散の検定の結果により判断する．

2群のそれぞれの不偏分散s_1^2, s_2^2を求め，大きいほうの不偏分散をs_1^2，小さいほうの不偏分散をs_2^2とする．

ここで2群の母分散をそれぞれσ_1^2, σ_2^2とすると，帰無仮説H_0は「2群の分散に差はない（$\sigma_1^2 = \sigma_2^2$）」であり，対立仮説H_1は「2群の分散に差がある（$\sigma_1^2 \neq \sigma_2^2$）」である．

有意水準αで両側検定を行う（片側検定も定義できる）．

検定統計量F_0は

$$F_0 = \frac{\text{大きいほうの不偏分散}}{\text{小さいほうの不偏分散}} = \frac{s_1^2}{s_2^2} \qquad (12.6)$$

である．この検定統計量は，第一自由度が$n_1 - 1$，第二自由度が$n_2 - 1$のF分布にしたがうので，$\alpha/2$に対応するF値をF分布表より求め，検定統計量F_0と比較する．$F_0 < F(n_1 - 1, n_2 - 1, \alpha/2)$のとき帰無仮説は採択され，$F_0 \geq F(n_1 - 1, n_2 - 1, \alpha/2)$のとき帰無仮説は棄却される．

なお，検定統計量F_0が得られる確率Pを，Microsoft EXCELの統計関数であるF.DIST.RT（F_0値，第一自由度，第二自由度）で求めることができる．この場合，この確率Pと検定に先立って決めておいた有意水準αとを比較して，$P > \alpha/2$のとき帰無仮説は採択され，「二つの母分散は等しい」とし，$P \leq \alpha/2$のとき帰無仮説は棄却され，「二つの母分散は異なる」とする．

（1）等分散の検定により，母分散が等しいとしてよい場合

まず，未知の母分散σ^2を2群の不偏分散から次式によって推定する．

$$\begin{aligned}
\text{全体の分散}\, s_T^2 &= \frac{(\text{標本サイズ}1-1) \times \text{不偏分散}1 + (\text{標本サイズ}2-1) \times \text{不偏分散}2}{\text{標本サイズ}1 + \text{標本サイズ}2 - 2} \\
&= \frac{(n_1 - 1)s_1^2 + (n_2 - 1)s_2^2}{n_1 + n_2 - 2}
\end{aligned} \qquad (12.7)$$

検定統計量t_0は

$$\begin{aligned}
t_0 &= \frac{|\text{標本平均}1 - \text{標本平均}2|}{\sqrt{\text{全体の分散} \times \left(\frac{1}{\text{標本サイズ}1} + \frac{1}{\text{標本サイズ}2}\right)}} \\
&= \frac{|\bar{x}_1 - \bar{x}_2|}{\sqrt{s_T^2 \left(\frac{1}{n_1} + \frac{1}{n_2}\right)}}
\end{aligned} \qquad (12.8)$$

である．この検定統計量は自由度$n_1 + n_2 - 2$のt分布にしたがうので，$\alpha/2$に対応するt値をt分布表より求め，検定統計量t_0と比較する．$t_0 < t(n_1 + n_2 - 2, \alpha/2)$のとき帰無仮

説は採択され，$t_0 \geqq t(n_1 + n_2 - 2, \alpha/2)$ のとき帰無仮説は棄却される．

この方法はスチューデント（Student）の t 検定といわれる．

なお，検定統計量 t_0 が得られる確率 P は，Microsoft EXCEL の統計関数である T.DIST.2T（t 値，自由度）で求めることができる．この場合，この確率 P と検定に先立って決めておいた有意水準 α とを比較して，$P > \alpha$ のとき帰無仮説は採択され，$P \leqq \alpha$ のとき帰無仮説は棄却される．

例題 12.4

ある地区で食事調査を行った結果，30歳代男性100人，50歳代男性120人のエネルギー摂取量は，30歳代では平均値 2120 kcal，不偏標準偏差 590 kcal，50歳代では平均値 2190 kcal，不偏標準偏差 570 kcal であった．年齢（代）間の差は有意なものといえるか．有意水準5％で両側検定しなさい．

解　答

まず，等分散性の検定を行う．

$F_0 = 590^2/570^2 = 1.0714$，自由度は 119, 99 であり，F.DIST.RT$(1.0714, 119, 99) = 0.3627$ であるから，等分散を仮定できる．

2群を合わせた場合の母分散の推定値は，式（12.7）より

$$\text{全体の分散} = \frac{(100-1) \times 590^2 + (120-1) \times 570^2}{100 + 120 - 2} = 335{,}435.7798$$

である．式（12.8）より，検定統計量 t_0 は

$$t_0 = \frac{|2120 - 2190|}{\sqrt{335{,}435.7798 \times \left(\frac{1}{100} + \frac{1}{120}\right)}} = 0.8926$$

となる．

$P = $ T.DIST.2T$(0.8926, 218) = 0.3731 > 0.05$ であるから，帰無仮説は採択され，エネルギー摂取量の年代間差は有意ではないことになる．

（2）等分散の検定により，2群の母分散が等しくないと判定される場合

このときの検定統計量 t_0 は，2群の不偏分散を s_1^2, s_2^2 とすると

$$t_0 = \frac{|\text{標本平均1} - \text{標本平均2}|}{\sqrt{\dfrac{\text{不偏分散1}}{\text{標本サイズ1}} + \dfrac{\text{不偏分散2}}{\text{標本サイズ2}}}} = \frac{|\overline{x}_1 - \overline{x}_2|}{\sqrt{\dfrac{s_1^2}{n_1} + \dfrac{s_2^2}{n_2}}} \tag{12.9}$$

である．この検定統計量は自由度 ϕ の t 分布にしたがう．ただし自由度 ϕ は

$$\phi = \frac{\left(\dfrac{\text{不偏分散}1}{\text{標本サイズ}1} + \dfrac{\text{不偏分散}2}{\text{標本サイズ}2}\right)^2}{\dfrac{\left(\dfrac{\text{不偏分散}1}{\text{標本サイズ}1}\right)^2}{\text{標本サイズ}1-1} + \dfrac{\left(\dfrac{\text{不偏分散}2}{\text{標本サイズ}2}\right)^2}{\text{標本サイズ}2-1}} = \frac{\left(\dfrac{s_1^2}{n_1} + \dfrac{s_2^2}{n_2}\right)^2}{\dfrac{\left(\dfrac{s_1^2}{n_1}\right)^2}{n_1-1} + \dfrac{\left(\dfrac{s_2^2}{n_2}\right)^2}{n_2-1}} \quad (12.10)$$

である.

$\alpha/2$ に対応する t 値を t 分布表より求め,検定統計量 t_0 と比較する.$t_0 < t(\phi, \alpha/2)$ のとき帰無仮説は採択され,$t_0 \geqq t(\phi, \alpha/2)$ のとき帰無仮説は棄却される.

この方法はウェルチ(Welch)の**検定**といわれる.

なお,検定統計量 t_0 が得られる確率 P は,Microsoft EXCEL の統計関数である T.DIST.2T(t 値,自由度)で求めることができる.この場合,この確率 P と検定に先立って決めておいた有意水準 α とを比較して,$P > \alpha$ のとき帰無仮説は採択され,$P \leqq \alpha$ のとき帰無仮説は棄却される.

例題 12.5

ある地区で 40 歳以上の住民健診を行った.来所した男性 42 人,女性 63 人のヘモグロビン濃度(血色素量)についての検査成績は,男性では平均値 15.2 g/dL,不偏分散 1.1 (g/dL)^2,女性では平均値 12.7 g/dL,不偏分散 3.2 (g/dL)^2 であった.男女間の差は有意なものといえるか.有意水準 5% で両側検定しなさい.

解 答

まず,等分散性の検定を行う.

$F_0 = 3.2/1.1 = 2.909$,自由度は 62, 41 であり,F.DIST.RT(2.909, 62, 41) = 0.0002 であるから,分散が等しいという帰無仮説が棄却されるので,式 (12.9),(12.10) により検定を行う.

$$t_0 = \frac{|15.2 - 12.7|}{\sqrt{\dfrac{1.1}{42} + \dfrac{3.2}{63}}} = 9.01$$

$$\phi = \frac{\left(\dfrac{1.1}{42} + \dfrac{3.2}{63}\right)^2}{\dfrac{\left(\dfrac{1.1}{42}\right)^2}{42-1} + \dfrac{\left(\dfrac{3.2}{63}\right)^2}{63-1}} = 101.6$$

EXCEL の統計関数より $P = $ T.DIST.2T(9.01, 101.6) $= 1.355 \times 10^{-14} < 0.05$ であるから,帰無仮説は棄却される.すなわち,男女間のヘモグロビン濃度(血色素量)の平均値の差は有意なものといえる.

12.4　2群の平均値の差の推定

2群の平均値の差の検定は，差があるかどうかを見るものであるが，その差がどれくらいあるのかを見るためには，2群の平均値の差の推定を行う．

2群の平均値の差の検定と同様，① 母分散が既知の場合，② 母分散は未知だが，等分散であるという確信がある場合，③ 母分散が未知で，なおかつ等分散であるという確信がない場合によって，信頼限界は以下のようになる．

12.4.1　母分散が既知の場合

母平均値の差 $\mu_1 - \mu_2$ の $100(1-\alpha)\%$ 信頼限界は，標準正規分布における上側確率が $\alpha/2$ となる値を $Z(\alpha/2)$ とすると，以下の式で求められる．

母平均値の差の信頼限界
$$= (標本平均1 - 標本平均2) \pm Z\left(\frac{\alpha}{2}\right)\sqrt{\frac{母分散1}{標本サイズ1} + \frac{母分散2}{標本サイズ2}}$$
$$= (\bar{x}_1 - \bar{x}_2) \pm Z\left(\frac{\alpha}{2}\right)\sqrt{\frac{\sigma_1^2}{n_1} + \frac{\sigma_2^2}{n_2}} \tag{12.11}$$

12.4.2　母分散は未知だが，等分散であるという確信がある場合

母分散 σ_1^2, σ_2^2 を不偏分散 s_1^2, s_2^2 でおきかえる．母平均値の差 $\mu_1 - \mu_2$ の $100(1-\alpha)\%$ 信頼限界は，自由度 $n_1 + n_2 - 2$ の t 分布における上側確率が $\alpha/2$ となる値を $t(n_1 + n_2 - 2, \alpha/2)$ とすると，以下の式で求められる．

母平均値の差の信頼限界 $= (標本平均1 - 標本平均2)$
$$\pm t\left(n_1 + n_2 - 2, \frac{\alpha}{2}\right)\sqrt{全体の分散 \times \left(\frac{1}{標本サイズ1} + \frac{1}{標本サイズ2}\right)}$$
$$= (\bar{x}_1 - \bar{x}_2) \pm t\left(n_1 + n_2 - 2, \frac{\alpha}{2}\right)\sqrt{s_\mathrm{T}^2\left(\frac{1}{n_1} + \frac{1}{n_2}\right)} \tag{12.12}$$

ただし，全体の分散 s_T^2 は式（12.7）で求める．

12.4.3　母分散が未知で，なおかつ等分散であるという確信がない場合

母平均値の差 $\mu_1 - \mu_2$ の $100(1-\alpha)\%$ 信頼限界は，自由度 ϕ の t 分布における上側確率が $\alpha/2$ となる値を $t(\phi, \alpha/2)$ とすると，以下の式で求められる．ただし，自由度 ϕ は式（12.10）で求める．

母平均値の差の信頼限界

$$= (標本平均1 - 標本平均2) \pm t\left(\phi, \frac{\alpha}{2}\right) \sqrt{\frac{不偏分散1}{標本サイズ1} + \frac{不偏分散2}{標本サイズ2}}$$

$$= (\bar{x}_1 - \bar{x}_2) \pm t\left(\phi, \frac{\alpha}{2}\right) \sqrt{\frac{s_1^2}{n_1} + \frac{s_2^2}{n_2}} \quad (12.13)$$

なお，両側確率が α で自由度が $n-1$ のときの t 値 $= t(n-1, \alpha/2)$ は，Microsoft EXCEL の統計関数である T.INV.2T（両側確率，自由度）＝ T.INV.2T$(\alpha, n-1)$ で求めることができる．

例題 12.6

例題 12.4 における年代間のエネルギー摂取量の差の 95％ 信頼区間と，例題 12.5 における男女間のヘモグロビン濃度（血色素量）の差の 95％ 信頼区間を求めなさい．

解　答

【例題 12.4】

母分散は未知だが，等分散として扱える．自由度が $100 + 120 - 2 = 118$ で両側確率が 0.05 の t 値は，EXCEL の統計関数より T.INV.2T$(0.05, 118) = 1.98$ である．

式（12.12）を用いて 95％ 信頼限界を求めると

$$(2190 - 2120) \pm 1.98 \sqrt{335{,}435.7798 \times \left(\frac{1}{100} + \frac{1}{120}\right)}$$

である．したがって，年代間のエネルギー摂取量の母平均値の差の 95％ 信頼区間は $-85.3 \sim 225.3$ kcal となり，0 をまたいでいる．このことは，検定結果（差がない）と矛盾しないことになる．

【例題 12.5】

母分散は未知であり，等分散として扱えない．自由度が 101.6 で両側確率が 0.05 の t 値は，EXCEL の統計関数より T.INV.2T$(0.05, 101.6) = 1.984$ である．

式（12.13）を用いて 95％ 信頼限界を求めると

$$(15.2 - 12.7) \pm 1.984 \sqrt{\frac{1.1}{42} + \frac{3.2}{63}}$$

である．したがって，男女間のヘモグロビン濃度（血色素量）の母平均値の差の 95％ 信頼区間は $1.95 \sim 3.05$ g/dL となり，0 をまたがない．このことは，検定結果（差がある）と矛盾しないことになる．

12.5　対応のある 2 標本の平均値の差の検定

同一対象者に対して，同一の項目について時期や方法を変えて測定した測定値の違い

12章 代表値の検定と推定 —— 平均値や中央値を評価する

や，測定結果を左右するような属性（性，年齢など）でマッチングした二つのグループに対して，同一項目について条件を変えて測定した測定値の違いを検定したいような場合，対応のある 2 標本の平均値の差の検定を用いる．

この場合，2 群の各ケースは必ず対になっており，検定のねらいは，各ペアの測定値に違いがあるかどうかを見ることである．したがって，ペアごとに差 d を計算し，それが 0 かどうかを検定する．

帰無仮説 H_0 は「差の母平均値は 0 である」であり，対立仮説 H_1 は「差の母平均値は 0 ではない」である．

有意水準 α で両側検定する（片側検定も定義できる）．

検定統計量 t_0 は

$$t_0 = \frac{\text{差の平均の絶対値}}{\frac{\text{差の標準偏差}}{\sqrt{\text{標本サイズ}}}} = \frac{|\overline{d}|}{\frac{s_d}{\sqrt{n}}} \tag{12.14}$$

である．なお，差の標準偏差 s_d は

$$\text{差の標準偏差 } s_d = \sqrt{\frac{(\text{差}-\text{差の平均})^2 \text{の合計}}{\text{標本サイズ}-1}} = \sqrt{\frac{1}{n-1}\sum_{i=1}^{n}(d_i - \overline{d})^2} \tag{12.15}$$

である．

この検定統計量 t_0 は自由度 $n-1$ の t 分布にしたがうので，$\alpha/2$ に対応する t 値を t 分布表より求め，検定統計量 t_0 と比較する．$t_0 < t(n-1, \alpha/2)$ のとき帰無仮説は採択され，$t_0 \geq t(n-1, \alpha/2)$ のとき帰無仮説は棄却される．

なお，検定統計量 t_0 が得られる確率 P は，Microsoft EXCEL の統計関数である T.DIST.2T(t 値，自由度）で求めることができる．

この場合，この確率 P と検定に先立って決めておいた有意水準 α とを比較して，$P > \alpha$ のとき帰無仮説は採択され，$P \leq \alpha$ のとき帰無仮説は棄却される．

例題 12.7

表 2.1 のデータ例において，収縮期血圧の 1 回目と 2 回目の値に違いがあるかどうかを有意水準 5% で両側検定しなさい．

解 答

データを Microsoft EXCEL に入力したものが表 12.1 である．

収縮期血圧の 1 回目と 2 回目の差を計算し，その差の平均値と標準偏差を EXCEL

表 12.1　血圧変化の検討

ID	収縮期血圧 1 回目	収縮期血圧 2 回目	1 回目と 2 回目の差
1	126	138	−12
2	118	102	16
3	140	134	6
4	138	144	−6
5	110	108	2
6	128	136	−8
7	120	112	8
8	126	128	−2
9	142	122	20

の統計関数などを用いて計算する．その後，式（12.14）を用いて検定を行う．

$$t_0 = \frac{|-3.22|}{\frac{10.1986}{\sqrt{50}}} = 2.233$$

この t 値が得られる確率 P は，$P =$ T.DIST.2T$(2.233, 49) = 0.0301 < 0.05$ であるから，帰無仮説は棄却され，収縮期血圧の1回目と2回目では有意な差があると認められる．

なお，収縮期血圧の1回目と2回目の測定値の相関係数は 0.8079 と高く，1回目と2回目では各人のグループ内での大小関係はおおむね保たれているが，何らかの原因があって2回目の測定値が1回目より高くなっていたことになる．

10	128	122	6
11	118	136	−18
12	138	142	−4
13	142	166	−24
14	150	148	2
15	154	146	8
16	112	114	−2
17	132	144	−12
18	134	152	−18
19	140	146	−6
20	132	126	6
21	100	120	−20
22	140	132	8
23	131	136	−5
24	135	142	−7
25	136	136	0
26	122	144	−22
27	113	132	−19
28	108	98	10
29	158	166	−8
30	130	118	12
31	104	106	−2
32	150	164	−14
33	120	118	2
34	124	120	4
35	126	126	0
36	92	98	−6
37	126	132	−6
38	136	134	2
39	142	152	−10
40	130	142	−12
41	102	108	−6
42	118	116	2
43	114	116	−2
44	138	142	−4
45	122	108	14
46	110	128	−18
47	158	162	−4
48	114	128	−14
49	128	130	−2 (D52)
50	124	120	4

参考：EXCEL の計算式
平均値 AVERAGE(D3：D52) = −3.22
分散 VAR.S(D3：D52) = 104.0118
標準偏差 SQRT(D54) = 10.1986   D54
相関係数 CORREL(B3：B52, C3：C52) = 0.807909

12.6 対応のある2標本の平均値の差の推定

対応のある2標本の差の母平均値 μ_d の $100(1-\alpha)\%$ 信頼限界は，自由度 $n-1$ の t 分布における上側確率が $\alpha/2$ となる値を $t(n-1, \alpha/2)$ とすると，以下の式で求められる．

$$\text{差の平均} \pm t\left(n-1, \frac{\alpha}{2}\right)\frac{\text{差の標準偏差}}{\sqrt{\text{標本サイズ}}} = \bar{d} \pm t\left(n-1, \frac{\alpha}{2}\right)\frac{s_d}{\sqrt{n}} \qquad (12.16)$$

差の標準偏差 s_d については式（12.15）を参照してほしい．

また，両側確率が α で自由度が $n-1$ のときの t 値 $= t(n-1, \alpha/2)$ は，Microsoft EXCEL の統計関数である T.INV.2T（両側確率，自由度）$=$ T.INV.2T($\alpha, n-1$) で求めることができる．

例題 12.8

例題 12.7 において，収縮期血圧の 1 回目と 2 回目の平均値の差の 95% 信頼区間を求めなさい．

解 答

自由度が 49 で両側確率が 0.05 の t 値は，EXCEL の統計関数より T.INV.2T(0.05, 49) $= 2.01$ である．

式（12.16）を用いて，95% 信頼限界を求めると

$$-3.22 \pm 2.01 \times \frac{10.1986}{\sqrt{50}}$$

である．したがって，収縮期血圧の 1 回目と 2 回目の差の 95% 信頼区間は $-6.12 \sim -0.32$ mmHg となり，0 をまたがず，2 回目の測定値が高くなっている．このことは，検定結果（差がある）と矛盾しないことになる．

12.7　2 群の代表値の差のノンパラメトリックな検定

12.7.1　2 群の代表値の差のノンパラメトリックな検定法

パラメトリックな検定法である t 検定に相当するノンパラメトリックな手法の一つとして，マン・ホイットニー（Mann-Whitney）の U 検定がある．この検定は順序尺度以上の水準で適用され，その情報を考慮した検定法なので，名義尺度以上の水準で適用される χ^2 検定と比べて検出力が高い（有意な差を見いだしやすい）．ウィルコクソン（Wilcoxon）の順位和検定と検定結果は同じである．

帰無仮説 H_0 は「2 群の代表値（中央値）に差はない」であり，対立仮説 H_1 は「2 群の代表値（中央値）に差がある」である．

有意水準 α で両側検定を行う（片側検定も定義できる）．

2 群の標本サイズをそれぞれ n_1, n_2，またその合計を n とする．

2 群をまとめて，観測値（測定値）の小さいほうから順位をつける．たとえば 1 位の者が 3 人，5 位の者が 2 人いるように，同順位がある場合，順位 1 の 3 人は 1 〜 3 位までを占めているので，1 〜 3 位の平均値である $(1+2+3)/3 = 2$ という順位をつけ，順位 5 の者には同様に $(5+6)/2 = 5.5$ という順位（平均順位）をつける．

次に，各群ごとに順位の和を求め，第一群の和を R_1，第二群の和を R_2 とする．

12.7 2群の代表値の差のノンパラメトリックな検定

検定統計量 U_0 を求めるため，以下の統計量 U_1, U_2 を求める．

$$U_1 = 標本サイズ1 \times 標本サイズ2 + \frac{標本サイズ1 \times (標本サイズ1+1)}{2} - 順位の和1$$

$$= n_1 n_2 + \frac{n_1(n_1+1)}{2} - R_1 \tag{12.17}$$

$$U_2 = 標本サイズ1 \times 標本サイズ2 + \frac{標本サイズ2 \times (標本サイズ2+1)}{2} - 順位の和2$$

$$= n_1 n_2 + \frac{n_2(n_2+1)}{2} - R_2 \tag{12.18}$$

検定統計量 U_0 は，U_1 と U_2 の小さいほうの値とする．

（1）標本サイズ1，2のうち，大きいほうの標本サイズが20以下の場合

統計数表（付録の表7参照）から棄却限界値 U を求める．$U_0 > U$ のとき帰無仮説は採択され，$U_0 \leqq U$ のとき帰無仮説は棄却される．

（2）標本サイズ1，2のうち，大きいほうの標本サイズが20より大きい場合

検定統計量 U_0 の平均値 μ_U と標準偏差 σ_U は以下のようになる．

$$U_0 の平均値 \mu_\mathrm{U} = \frac{標本サイズ1 \times 標本サイズ2}{2} = \frac{n_1 n_2}{2} \tag{12.19}$$

$$U_0 の標準偏差 \sigma_\mathrm{U} = \sqrt{\frac{標本サイズ1 \times 標本サイズ2 \times (標本サイズ1+標本サイズ2+1)}{12}}$$

$$= \sqrt{\frac{n_1 n_2 (n_1+n_2+1)}{12}} \tag{12.20}$$

データの中に同順位が生じた場合，平均順位をつけることはすでに述べたが，このとき式（12.20）は少し変化し

$$U_0 の標準偏差 \sigma_\mathrm{U} = \sqrt{\frac{n_1 n_2}{N(N-1)} \left(\frac{N^3-N}{12} - T \right)} \tag{12.21}$$

となる．ただし，$N = n_1 + n_2$ であり，同順位となる値が m 種類あり，それぞれの同順位となる値の数を $t_i (i=1, 2, \cdots, m)$ としたとき

$$T = \sum_{i=1}^{m} \left(\frac{t^3 - t}{12} \right) \tag{12.22}$$

である．

このときの検定統計量 Z_0 は

$$Z_0 = \frac{|U_0 - \mu_\mathrm{U}|}{\sigma_\mathrm{U}} \tag{12.23}$$

である．この検定統計量は標準正規分布にしたがうので，$\alpha/2$ に対応する Z 値を標準正規

分布表より求め，検定統計量 Z_0 と比較する．$Z_0 < Z(\alpha/2)$ のとき帰無仮説は採択され，$Z_0 \geq Z(\alpha/2)$ のとき帰無仮説は棄却される．

なお，検定統計量 Z_0 が得られる確率 P は，1 から Microsoft EXCEL の統計関数である NORMSDIST(Z値) を差し引いた値を 2 倍して求めることができる．すなわち，$P = 2 \times \{1 - \text{NORMSDIST}(Z_0)\}$ として求める．

この場合，この確率 P と検定に先立って決めておいた有意水準 α とを比較して，$P > \alpha$ のとき帰無仮説は採択され，$P \leq \alpha$ のとき帰無仮説は棄却される．

例題 12.9

M，N の 2 部屋の汚染度を比較するため，それぞれ 10 か所に普通寒天培地のシャーレをおいて落下細菌数を調べたら，表 12.2 のようになった．2 部屋の汚染度に差はあるといえるか．有意水準 5% で両側検定しなさい．

表 12.2　シャーレへの落下細菌数とその順位

M 部屋	34	48	27	28	20	42	31	35	38	29
(順位)	13	19	9	10	7	18	12	14	16	11
N 部屋	23	9	8	4	50	36	3	41	11	11
(順位)	8	4	3	2	20	15	1	17	5.5	5.5

解　答

表 12.2 のように順位がつけられ

$R_1 = 13 + 19 + 9 + 10 + 7 + 18 + 12 + 13 + 14 + 16 + 11 = 129$
$R_2 = 8 + 4 + 3 + 2 + 20 + 15 + 1 + 17 + 5.5 + 5.5 = 81$

となる．式 (12.17)，(12.18) より

$U_1 = 10 \times 10 + 10 \times (10 + 1)/2 - 129 = 26$
$U_2 = 10 \times 10 + 10 \times (10 + 1)/2 - 81 = 74$

で，小さいほうをとり，$U_0 = 26$ とする．

付録の表 7 より，$n_1 = 10$，$n_2 = 10$ のときの両側 5% の U は 23 であり，U_0 はそれより大きいから，帰無仮説は棄却され，2 部屋の汚染度に差があるといえる．

例題 12.10

表 12.3 における両薬の効き目に差はあるといえるか．有意水準 5% で検定しなさい．

12.7 2群の代表値の差のノンパラメトリックな検定

表 12.3　A薬とB薬の症状改善状況

		症状改善状況				計
		著効	有効	不変	悪化	
薬の種類	A薬	8	10	6	1	25
	B薬	3	9	10	4	26
計		11	19	16	5	51

解　答

まず独立性の検定（χ^2 検定）を用いて，両薬の症状改善状況の違いを検討してみる．

表 12.3 から，図 12.1 のようにして求めた χ_0^2 を求めると，5.108 となる（4章の式 4.2 参照）．

期待度数のクロス表

		症状改善状況				計
		著効	有効	不変	悪化	
薬の種類	A薬	5.392	9.314	7.843	2.451	25
	B薬	5.608	9.686	8.157	2.549	26
計		11	19	16	5	51

各セルの χ^2 値の計算

		症状改善状況				χ_0^2 値
		著効	有効	不変	悪化	
薬の種類	A薬	1.261	0.051	0.433	0.859	5.108
	B薬	1.213	0.049	0.416	0.826	

図 12.1　χ^2 値の計算手順

自由度は 3 であり，自由度 3 の χ^2 値が 5.108 の確率は，EXCEL 関数を用いて CHISQ.DIST.RT(5.108, 3) = 0.1641 となり，有意水準 0.05 より大きいから，帰無仮説を採択する．

あるいは，χ^2 表または EXCEL の関数 CHISQ.INV.RT(0.05, 3) より，$\chi^2(3, 0.05) = 7.81$ で，$\chi_0^2 < \chi^2$ であるから，帰無仮説を採択する．

すなわちこの場合，A，B 両薬の薬効に差はないといえる．

次に，マン・ホイットニーの U 検定で検討してみる．

順位は症状改善状況に対してつける．すなわち表 12.4 のように，「著効」の 11 例に

対しては 1～11 の平均値 6,「有効」の 19 例には 12～30 の平均値 21,「不変」の 16 例には 31～46 の平均値 38.5,「悪化」の 5 例には 47～51 の平均値 49 が与えられる.

表 12.4　表 12.3 を順位についてまとめ直した表

		症状改善状況					
		著効	有効	不変	悪化		
薬の種類	A薬	8	10	6	1	$R_1 = 538$	$n_1 = 25$
	B薬	3	9	10	4	$R_2 = 788$	$n_2 = 26$
順 位		6	21	38.5	49	$R_1 + R_2 = 1326$	

$$R_1 = 8 \times 6 + 10 \times 21 + 6 \times 38.5 + 1 \times 49 = 538$$
$$R_2 = 3 \times 6 + 9 \times 21 + 10 \times 38.5 + 4 \times 49 = 788$$

となり，式 (12.17)，(12.18) より

$$U_1 = 25 \times 26 + 25 \times (25+1)/2 - 538 = 437$$
$$U_2 = 25 \times 26 + 26 \times (26+1)/2 - 788 = 213$$

したがって $U_0 = 213$ となる.

同順位 6 位をとるのは 11 例，21 位をとるのは 19 例，38.5 位をとるのは 16 例，49 位をとるのは 5 例であるから，式 (12.21) の中の T は，式 (12.22) より

$$T = \frac{11^3 - 11}{12} + \frac{19^3 - 19}{12} + \frac{16^3 - 16}{12} + \frac{5^3 - 5}{12} = 1030$$

となる.

式 (12.21) より

$$\sigma_U = \sqrt{\frac{25 \times 26}{51 \times (51-1)} \times \left(\frac{51^3 - 51}{12} - 1030\right)} = 50.538$$

また式 (12.19) より

$$\mu_U = \frac{25 \times 26}{2} = 325$$

となるから，式 (12.23) より

$$Z_0 = \frac{|213 - 325|}{50.538} = 2.216$$

$Z(0.05) = 1.96 < Z_0 = 2.216$ であるから，帰無仮説は棄却される．すなわち，A，B 薬間で薬効に差があるといえる.

> この例題において，χ^2 検定した場合は帰無仮説が採択された．これは薬効判定の順序関係を考慮しなかったためである．たとえば表 12.3 の「著効」と「有効」を入れ替えても，χ_0^2 値は同じであるが，Z_0 は異なる．このことを考えれば，順序を考慮したマン・ホイットニーの U 検定のほうが，与えられた情報を有効に利用しているので，より検出力が高いといえる．

12.7.2　対応のある 2 標本の代表値の差のノンパラメトリックな検定法

パラメトリックな検定法である「対応のある t 検定」に相当するノンパラメトリックな手法として，符号検定およびウィルコクソンの符号付順位検定（Wilcoxon matched pairs signed-rank test）がある．

（1）符号検定

符号検定は，2 変数の測定値のペア（対）において，単にどちらが優れているか（劣っているか，あるいは同等であるか）を判定できるときに用いられる．

帰無仮説 H_0 は「代表値に差はない」であり，対立仮説 H_1 は「代表値に差がある」である．

有意水準 α で両側検定を行う（片側検定も定義できる）．

いま，標本サイズ n の対象において，変数 A，B の測定値 A_i，$B_i (i = 1, 2, \cdots, n)$ があるとする．このとき，各ペアの A_i，B_i の観測値（測定値）において，$A_i > B_i$ であれば「＋」の符号を与え，そのペアの数を n_A とし，$A_i < B_i$ であれば「－」の符号を与え，そのペアの数を n_B とする．$A_i = B_i$ の場合は，その標本を除外する．帰無仮説のもと（代表値に差がない場合）では，優劣の評価のつく確率は 0.5 ($n_A = n_B$) である．したがって，$n_A + n_B$ の試行中，n_A，n_B の小さい値以下に対応する符号が出現する確率を求めてやればよい．すなわち，標本サイズが $n_A + n_B$ であり，母比率が 0.5 である母比率の検定（二項検定．10 章の 10.1.3 項参照）となる．

なお，標本サイズが大きい場合は正規分布に近似することができ，検定統計量は式 (10.2)，(10.3) で求める．その後は 10 章の 10.1.1 項と同じ手順で帰無仮説の採択／棄却を行う．

> **例題 12.11**
>
> A，B 二つの給食施設の評価（点数づけ）を管理栄養士 10 人が行ったら，表 12.5 のようになった．二つの給食施設の評価に差はあるといえるか．有意水準 5% で両側検定しなさい．

表12.5 給食施設の評価結果

給食施設	管理栄養士番号									
	1	2	3	4	5	6	7	8	9	10
A	78	78	60	64	68	82	66	60	68	76
B	80	88	60	62	66	92	68	64	74	80
符号	−	−		+	+	−	−	−	−	−

解 答

評価点の差をもとにした符号を表 12.5 に示してある.

「＋」は 2,「−」は 7 である.どちらも同程度と判定した管理栄養士が 1 人いたので,そのデータは除外して,有効データは 9 人分である.

$p_0 = 1/2$ としたとき,9 人のうち「−」が 7 以上(「＋」が 2 以下)となる確率を求める.式 (10.6),(10.7) より,「−」が i 人いる確率は

$$p_i = {}_9C_i \left(\frac{1}{2}\right)^i \left(\frac{1}{2}\right)^{9-i}$$

であり,したがって「−」が 7 人以上(「＋」が 2 人以下)いる確率は

$$P = \sum_{i=7}^{9} p_i = {}_9C_7 \left(\frac{1}{2}\right)^9 + {}_9C_8 \left(\frac{1}{2}\right)^9 + {}_9C_9 \left(\frac{1}{2}\right)^9$$
$$= \left(\frac{1}{2}\right)^9 (36 + 9 + 1) = 0.08984$$

となる.

なお,この P は,EXCEL の関数 BINOM.DIST(成功数,試行回数,成功率,関数形式)を用いて,$P = 1 - \text{BINOM.DIST}(6, 9, 0.5, \text{TRUE}) = 0.08984$ で求めることができる.

両側検定であるため,この値を 2 倍すると 0.17968 となり,有意水準より大きいため,帰無仮説は棄却できない.すなわち,両給食施設の評価に差はないといえる.

(2) ウィルコクソンの符号付順位検定

ウィルコクソンの符号付順位検定は,符号検定よりも検出力が高い検定法である.2 変数の測定値のペア(対)において,その値の差を求めることができ,その差の順位づけが可能なときに用いる.

帰無仮説 H_0 は「代表値に差はない」であり,対立仮説 H_1 は「代表値に差がある」である.

有意水準 α で両側検定を行う(片側検定も定義できる).

いま,標本サイズ n の対象において,変数 A,B の観測値(測定値)A_i,B_i ($i = 1, 2,$

…, n）があるとする．このとき，各ペアの観測値 A_i と観測値 B_i の差 d_i を求める．差 d_i が 0 のものは除き，差 d_i の絶対値について順位をつける．同順位がある場合は平均順位をつける．差 d_i が正（符号＋）の値のものの順位の和 T_1 と，差 d_i が負（符号－）の値のものの順位の和 T_2 で，小さいほうを T_0 とし，差 d_i が 0 でないペア（対）の数を N とする．

【$N \leqq 25$ のとき】

付録の表 8（ウィルコクソンの符号付順位検定表）から棄却限界値 T を求め，$T_0 > T$ のとき帰無仮説は採択され，$T_0 \leqq T$ のとき帰無仮説は棄却される．

【$N > 25$ のとき】

T_0 の平均値 μ_T と標準偏差 σ_T は以下のようになる．

$$T_0\text{の平均値 } \mu_T = \frac{\text{有効ケース数} \times (\text{有効ケース数}+1)}{4} = \frac{N(N+1)}{4}$$

$$T_0\text{の平均値 } \sigma_T = \sqrt{\frac{\text{有効ケース数} \times (\text{有効ケース数}+1) \times (2 \times \text{有効ケース数}+1)}{24}}$$

$$= \sqrt{\frac{N(N+1)(2N+1)}{24}}$$

このときの検定統計量 Z_0 は

$$Z_0 = \frac{|T_0 - \mu_T|}{\sigma_T} \tag{12.20}$$

である．この検定統計量は標準正規分布にしたがうので，$\alpha/2$ に対応する Z 値を標準正規分布表より求め，検定統計量 Z_0 と比較する．$Z_0 < Z(\alpha/2)$ のとき帰無仮説は採択され，$Z_0 \geqq Z(\alpha/2)$ のとき帰無仮説は棄却される．

なお，検定統計量 Z_0 が得られる確率 P は，1 から Microsoft EXCEL の統計関数である NORMSDIST(Z 値) を差し引いた値を 2 倍して求めることができる．すなわち，$P = 2 \times \{1 - \text{NORMSDIST}(Z_{0C})\}$ として求める．

この場合，この確率 P と検定に先立って決めておいた有意水準 α とを比較して，$P > \alpha$ のとき帰無仮説は採択され，$P \leqq \alpha$ のとき帰無仮説は棄却される．

例題 12.12

例題 12.11 をウィルコクソンの符号付順位検定により，有意水準 5％ で両側検定しなさい．

解 答

表 12.5 から，A，B の給食施設の評価点の差を表 12.6 に示す．

表 12.6　A，Bの給食施設の評価点の差

給食施設	管理栄養士番号									
	1	2	3	4	5	6	7	8	9	10
A	78	78	60	64	68	82	66	60	68	76
B	80	88	60	62	66	92	68	64	74	80
差（A − B）	−2	−10	0	2	2	−10	−2	−4	−6	−4

表 12.6 から，評価点の差および順位と，その評価者数，順位和を表 12.7 にまとめた．差が 0 のものは除いてある．

表 12.7　表 12.6 についてまとめ直した表

差	2	−2	−4	−6	−10
差の絶対値	2	2	4	6	10
評価者数	2	2	2	1	2
順位	2.5	2.5	5.5	7	8.5
順位和	5	5	11	7	17

表 12.7 から，$T_1 = 5$，$T_2 = 5 + 11 + 7 + 17 = 40$ であるから $T_0 = 5$ である．
付録の表 8 より，$N = 9$ のときの両側検定 $\alpha = 0.05$ に対する T は 6 であるから，$T_0 < T$ となり，帰無仮説は棄却される．すなわち，両給食施設の評価に差があるといえる．

例題 12.11 では帰無仮説が採択された．これは，符号検定ではペアの優劣の比較が二者択一であるが，ウィルコクソンの符号付順位検定ではどのくらい優れているか（劣っているか）の情報を利用しているからである．

練習問題

1 A市の 2 地区でデータをとった．各項目について 2 地区間に差があるかどうかを統計学的に検定する．t 検定が適している項目はどれか．保健
　① 性別　　② 体重　　③ 年齢区分　　④ 5 段階の自覚的健康度

2 男性の特定健康診査受診者について定期的運動の有無と腹囲との関連を分析し，t 検定を行った．その結果を下の表に示す．この結果で正しいのはどれか．保健

	運動あり群	運動なし群	P 値
腹囲平均	81.6 cm	83.3 cm	0.024

① 運動あり群のほうが腹囲が 2.4% 小さい．
② 運動あり群のほうが腹囲が小さくなる確率は 2.4% である．

③ 両群で腹囲に差がないのに，偶然これだけの差が出る確率が 2.4% である．
④ 運動あり群のうち，運動なし群の平均よりも腹囲が大きいのは 2.4% である．

3 特定健康診査時と 1 年後の特定健康診査時の体重変化量について，その間に行われた特定保健指導実施群と非実施群との間で平均値の差を検定したい．用いる検定法はどれか．保健
① F 検定　② t 検定　③ χ^2 検定　④ フィッシャー検定　⑤ ウィルコクソン検定

4 ベースライン調査では，対照群と運動指導群とで骨密度の平均値に差はなかった．5 年後，対照群と運動指導群とで骨密度の平均値を求めたところ，対照群 82.3% YAM（Young Adult Mean），運動指導群 85.4% YAM であった．t 検定を行ったところ $P = 0.09$ であった．有意水準 5% で結果を解釈した場合，適切なのはどれか．保健
① 2 群の母平均値は等しい．
② 2 群の母平均値の差は十分に大きい．
③ 運動指導は骨密度を増加させるといえる．
④ 運動指導と骨密度との関係は論じられない．

5 運動教室参加者 20 人の教室開始前と終了後の血圧（収縮期血圧）を比較したところ，教室終了後の血圧が危険率 5% に有意に低下したとの結果を得た．解釈で正しいのはどれか．保健
① 参加者のうち 19 人は血圧が低下したが，1 人は低下しなかった．
② 運動教室後に血圧が低下したという結果は，偶然である確率が 5% である．
③ 運動教室は血圧の低下に有効である．
④ 別の集団を対象とした運動教室でも同様の結果が予測される．

6 例題 12.9 において，2 部屋の間に落下細菌数（表 12.2）の平均値に差はあるといえるか．有意水準 5% で両側検定しなさい．また，平均値の差の 95% 信頼区間を求めなさい．

7 例題 12.11 において，A，B 二つの給食施設の評価点（表 12.5）の平均値に差はあるといえるか．有意水準 5% で両側検定しなさい．また，平均値の差の 95% 信頼区間を求めなさい．

8 成分の異なる 2 種類の寒天培地で細菌の培養を行った．コロニーの大きさを測定すると下の表のようであった．培地によるコロニーの大きさに差はあるといえるか．有意水準 5% で両側検定しなさい．

A 培地	12 mm	15 mm	18 mm	14 mm	10 mm
B 培地	9 mm	11 mm	15 mm	13 mm	

13 3群以上の代表値の差の検定
──2群との違い

　二つのグループの平均値の差の検定については前章で述べたが，3グループ以上の平均値の差の検定はどのように行えばよいであろうか．

　仮に2群ずつの検定を繰り返し行うとすると，グループがk群ある場合，一般に検定は$k(k-1)/2$回行う必要がある．この結果をまとめることはグループ数が多くなるときわめて煩雑になるが，さらに各検定の有意水準についても問題が生じる．たとえば，有意水準5%で5群の母平均値の差の検定を行うとしよう．もし帰無仮説が正しい，すなわち母平均値に差がない場合，差があると誤った結論に達する可能性は1回の検定につき5%である．しかし，この比較を5群間のすべての組合せ，つまり10回について行うと，5群の母平均に差がなくても，少なくとも1回以上の検定で有意差があるという誤った結論になる確率は，$1-(1-0.05)^{10}=0.40$と，約40%になる．比較する群が多ければ，この確率はより大きなものになる．したがって，2群の組合せすべてに対して2群の平均値の差の検定を繰り返すのは誤りである，ということになる．

　このような有意水準の問題（**検定の多重性**）に対処する方法として，すべての群の比較を同時に行う**一元配置分散分析**という方法がある．

13.1　一元配置分散分析

　群（グループ）の数をk，各群の標本サイズを$n_j (j=1, \cdots, k)$，全体の平均値を$\bar{x}$，第j群における平均値を$\bar{x}_j$とする．

　帰無仮説H_0は「各群の平均値は等しい」であり，対立仮説H_1は「各群の平均値は等しくはない」である．

　有意水準αで両側検定を行う（片側検定は定義できない）．

　全体の変動S_tは

$$全変動 S_t = (観測値 - 全体の平均値)^2 の合計 = \sum_{j=1}^{k}\sum_{i=1}^{n_j}(x_{ij}-\bar{x})^2 \tag{13.1}$$

であり，これは以下の級内（群内）変動 S_w と級間（群間）変動 S_b に分解できる（$S_t = S_w + S_b$）．

$$級内変動 S_w = (観測値 - その級の平均値)^2 の全体の合計$$
$$= \sum_{j=1}^{k}\sum_{i=1}^{n_j}(x_{ij} - \overline{x}_j)^2 \tag{13.2}$$

$$級間変動 S_b = \{(ある級の平均値 - 全体の平均値)^2 \times その級の標本サイズ\}の合計$$
$$= \sum_{j=1}^{k} n_j(\overline{x}_j - \overline{x})^2 \tag{13.3}$$

さらにそれぞれの変動から，表 13.1 により不偏分散を求める．

表 13.1 　一元配置分散分析表

変動の要因	偏差平方和（変動）	自由度	平均平方（不偏分散）	F 値
級間	S_b	$k-1$	$V_b = S_b/(k-1)$	$F_0 = V_b/V_w$
級内	S_w	$n-k$	$V_w = S_w/(n-k)$	
全体	$S_t = S_b + S_w$	$n-1$	$V_t = S_t/(n-1)$	

$$級内不偏分散 V_w = \frac{級内変動}{級内自由度} = \frac{S_w}{n-k} \tag{13.4}$$

$$級間不偏分散 V_w = \frac{級間変動}{級間自由度} = \frac{S_b}{k-1} \tag{13.5}$$

「各群の平均値は等しい」という帰無仮説のもとでは，級内不偏分散と級間不偏分散とが等しいことが期待される．もし，いずれかの群間で母平均値に差があれば，級間不偏分散は級内不偏分散に比べて大きくなるから，級間不偏分散は級内不偏分散に比べて大きいか否かという検定を行えばよいことになる．したがって，検定統計量 F_0 は

$$F_0 = \frac{級間不偏分散}{級内不偏分散} = \frac{V_b}{V_w} \tag{13.6}$$

であり，これは第一自由度が $k-1$，第二自由度が $n-k$ の F 分布にしたがうので，有意水準 α に対応する F 値を F 分布表より求め，検定統計量 F_0 と比較する．$F_0 < F(k-1, n-k, \alpha)$ のとき帰無仮説は採択され，$F_0 \geqq F(k-1, n-k, \alpha)$ のとき帰無仮説は棄却される．

なお，検定統計量 F_0 が得られる確率 P を，Microsoft EXCEL の統計関数である F.DIST.RT（F_0 値，第一自由度，第二自由度）で求めることができる．この場合，この確率 P と検定に先立って決めておいた有意水準 α とを比較して，$P > \alpha$ のとき帰無仮説は採択され「各群の平均値が等しくないとはいえない」とし，$P \leqq \alpha$ のとき帰無仮説は棄却され「各群の平均値は等しくない」とする．

13章　3群以上の代表値の差の検定 ── 2群との違い

　分散分析の結果，有意な差が認められた場合，どのグループ間での差が有意なのかについては不明である．それを知るために，2群の平均値の差の検定をすべての2群の組合せについて行うことは，すでに述べたように，検定の多重性の観点から適切ではない．どのグループ間に有意差があるかを調べる方法に**多重比較**があるが，これにはさまざまな方法がある．多重比較については本書の範囲を超えているので，他書を参照していただきたい．

例題 13.1

　表 2.1 のデータにおいて，女性の身長と年齢との関係を調べてみることにした．女性の年齢を 30～49 歳，50～59 歳，60 歳以上の三つに区分し，この3群間に身長の違いはあるといえるか．有意水準 5% で検定しなさい．

解　答

　各年齢区分および全体の身長の平均値と不偏標準偏差を計算すると，表 13.2 のようになる．

表 13.2　女性の年齢階級別身長

	人数	平均値	不偏標準偏差
30～49 歳	7	154.100	3.714
50～59 歳	13	149.838	4.346
60 歳～	7	153.514	3.614
全体	27	151.896	4.364

　式 (3.12) より

　　全変動 =（標本サイズ－1）× 不偏分散 =（標本サイズ－1）×（不偏標準偏差)^2

であるから

　　全変動 $S_t = (27 - 1) \times 4.364^2 = 495.157$

　また，式 (13.2) より，級内変動は年齢区分ごとの変動の和であるから

　　級内変動 $S_w = (7-1) \times 3.714^2 + (13-1) \times 4.346^2 + (7-1) \times 3.614^2$
　　　　　　　 $= 387.779$

したがって，級間変動と級内変動の和が全変動となるので，級間変動は

　　級間変動 $S_b =$ 全変動 $S_t -$ 級内変動 $S_w = 495.157 - 387.779 = 107.378$

　これらの変動の値と式 (13.4)～(13.6) から分散分析表を作成すると，表 13.3 のようになる．

表 13.3　表 13.2 に対する一元配置分散分析表

変動の要因	偏差平方和（変動）	自由度	平均平方（不偏分散）	F 値
級間	107.378	2	53.685	3.323
級内	387.779	24	16.157	
全体	495.157	26	19.044	

F 値は自由度 (2, 24) にしたがうから，この F 値が得られる確率は EXCEL の関数 F.DIST.RT (F_0 値，第一自由度，第二自由度) を用いると F.DIST.RT (3.323, 2, 24) = 0.0532 となり，有意水準 0.05 をわずかではあるが上回るので，帰無仮説は採択することになり，身長に年齢間差はないといえる．

なお，女性における年齢と身長の相関係数を求めると -0.0922 となり，相関係数から見ても年齢と身長の間に関連を見いだすことができず，分散分析結果と符合する．

13.2　3 群の代表値の差のノンパラメトリックな検定

一元配置分散分析の順位に基づくノンパラメトリックな方法で，三つ以上の群が同じ分布に属するかどうかを検定する方法として，クラスカル・ウォリス (Kruskal-Wallis) 検定がある．これは，12 章の 12.7 節で述べたマン・ホイットニーの U 検定を三つ以上の代表値の差の検定に拡張したものである．この検定は順序尺度以上の水準で適用され，その情報を考慮した検定法なので，名義尺度以上の水準で適用される χ^2 検定と比べて検出力が高い（有意な差を見いだしやすい）．

帰無仮説 H_0 は「代表値に差はない」であり，対立仮説 H_1 は「代表値に差がある」である．

有意水準 α で両側検定を行う（片側検定は定義できない）．

グループ（群）の数を k，各群の標本サイズを $n_j (j = 1, \cdots, k)$，全標本サイズを $n = n_1 + n_2 + \cdots + n_k$ とする．全体 n 個の観測値をまとめて，小さいほうから順位をつける．同順位（タイ）がある場合は平均順位をつける．ここでは，全体で t 種類のタイがあり，各タイにはそれぞれ $d_1, d_2, \cdots, d_t$ 個の同順位のデータが含まれるとする．第 j 群の各ケースの順位の和を R_j とする．

検定統計量 K_0 は

13章 3群以上の代表値の差の検定 —— 2群との違い

$$K_0 = \frac{\dfrac{12}{\text{全標本サイズ}\times(\text{全標本サイズ}+1)}\times\left\{\dfrac{(\text{その群の順位和})^2}{\text{各群の標本サイズ}}\text{の和}\right\}-3(\text{全標本サイズ}+1)}{1-\dfrac{\{(\text{各タイの標本サイズ})^3-\text{各タイの個数}\}\text{の和}}{(\text{全標本サイズ})^3-\text{全標本サイズ}}}$$

$$= \frac{\dfrac{12}{n(n+1)}\sum_{j=1}^{k}\dfrac{R_j^2}{n_i}-3(n+1)}{1-\dfrac{\sum_{j=1}^{m}(t_j^3-t_j)}{n^3-n}} \tag{13.7}$$

である.同順位(タイ)がない場合,式 (13.7) の分母は 1 となるので,その場合の検定統計量は式 (13.7) の分子の式となる.検定統計量 K_0 は自由度 $k-1$ の χ^2 分布にしたがうので,自由度 $k-1$,有意水準 α に対応する χ^2 値を χ^2 分布表より求め,検定統計量 K_0 と比較する.$K_0 < \chi^2(k-1, \alpha)$ のとき帰無仮説は採択され,$K_0 \geqq \chi^2(k-1, \alpha)$ のとき帰無仮説は棄却される.

なお,検定統計量 K_0 が得られる確率 P を,Microsoft EXCEL の統計関数である CHISQ.DIST.RT(カイ二乗値,自由度)で求めることができる.この場合,この確率 P と検定に先立って決めておいた有意水準 α とを比較して,$P > \alpha$ のとき帰無仮説は採択され,$P \leqq \alpha$ のとき帰無仮説は棄却される.

例題 13.2

例題 13.1 では,表 2.1 のデータにおいて女性の年齢を 30~49 歳,50~59 歳,60 歳以上の三つに区分し,この 3 群間に身長の違いがあるといえるかどうかを一元配置分散分析で検定した.これをクラスカル・ウォリス検定法を用いて,有意水準 5% で検定しなさい.

解 答

表 2.1 のデータのうち,女性の身長データを並べ替えて表 13.4 を作成する.これをもとに順位をつけ,順位和,平均順位を計算する (表 13.5).

各群の標本サイズは $n_1=7$, $n_2=13$, $n_3=7$ であり,全標本サイズは $n=27$ であるので,式 (13.7) の分子は

$$\text{分子} = \frac{12}{27\times(27+1)}\left(\frac{125^2}{7}+\frac{135^2}{13}+\frac{118^2}{7}\right)-3\times(27+1) = 5.2573$$

となる.また,このデータにはタイ(同順位)が 1 組 (154.7) あり,その標本サイズは 3 であるから,式 (13.7) の分母は

$$\text{分母} = 1-\frac{3^3-3}{27^3-27} = 0.9988$$

となり,検定統計量 K_0 は

表 13.4 年齢階級別身長（並べ替え）

年齢階級	30〜49歳	50〜59歳	60歳以上
身長データ(cm)	150.7	140.0	148.9
	151.0	145.7	150.1
	152.2	146.0	152.0
	153.1	147.9	154.4
	153.7	149.2	154.7
	156.9	150.0	154.7
	161.1	150.6	159.8
		151.1	
		151.3	
		151.6	
		152.5	
		154.7	
		157.3	

表 13.5 年齢階級別身長の順位

年齢階級	30〜49歳	50〜59歳	60歳以上
順位	10	1	5
	11	2	8
	16	3	15
	18	4	20
	19	6	22
	24	7	22
	27	9	26
		12	
		13	
		14	
		17	
		22	
		25	
順位和	125	135	118
人数（人）	7	13	7
平均順位	17.857	10.385	16.857

$$K_0 = \frac{5.2573}{0.9988} = 5.2636$$

となる．

　この検定統計量は自由度が $3-1=2$ の χ^2 分布にしたがうから，検定統計量の値 5.2636 が得られる確率は，EXCEL の CHISQ.DIST.RT（カイ二乗値，自由度）を用いると CHISQ.DIST.RT(5.2636, 2) = 0.0719 となる．この確率は有意水準 0.05 より大きいので，帰無仮説は採択され，年齢階級間で身長に違いがないことになる．

練習問題

1 表 2.1 のデータにおいて女性の年齢を 30〜49 歳，50〜59 歳，60 歳以上の三つに区分し，この 3 群間に収縮期血圧（1 回目および 2 回目），拡張期血圧の違いがあるといえるか．有意水準 5% で検定しなさい．

2 12 匹のラットに 3 種類の餌を与えたときの肝臓の重量は下の表のようであった．餌の種類により肝臓の重量に差があるかといえるか．有意水準 5% で検定しなさい．

餌の種類	A餌	B餌	C餌
肝臓重量（g）	3.42	3.17	3.64
	3.87	3.63	3.72
	3.96	3.47	3.91
	3.76	3.44	
		3.39	

3 ある教科に関する講義で3人の講師がそれぞれの学生を担当し，学期末に同一の試験を行った結果の順位は下の表のようであった．担当講師により試験成績に差があるといえるか．有意水準5%で検定しなさい．

講義担当者	A	B	C
順位	1	4	5
	2	7	9
	3	8	10
	6		11

14 多変量解析
——その概要

14.1 多変量解析とは何か

　実験や調査では通常，個体（個人）については多くの事柄に関するデータが収集される．このような場合，それらのデータは**多変量データ**とよばれる．多変量データを，変数相互の関係を考慮し，目的に応じて分析する手法を総称して**多変量解析**という．多変量解析においては，とくに注目する事象に関するデータを**基準変数**（または従属変数，内生変数，外的基準）といい，この基準変数に対する影響などを調べたいと考えているデータを**説明変数**（または独立変数，外生変数，内的基準）という．

　多変量解析については本書の範囲を超えているが，現実には，卒業研究やそのほかで，**解析ソフトウェア**を用いて重回帰分析などを行っている場面に遭遇する．解析ソフトウェアを用いると何らかの解析結果が示されるが，その意味するところを十分に吟味できない，あるいは理解していない場合も見受けられる．そういう状況があるから，あえて多変量解析の概要を示しておくことにした．詳しくは多変量解析の専門書を参照していただきたい．

14.2 代表的な手法

　多変量解析にもさまざまな手法があるが，その目的は，① 目的となる事象の簡潔な記述もしくは情報の圧縮，② その事象の背後にある潜在因子の探索，③ その事象に対する各要因の影響の大きさの検討，④ 個体の判別や分類，などである．したがって，どのようなことを目的として多変量解析を用いるのかを明確にしておかなくてはならない．基準変数の有無，説明変数の個数，各変数のデータ特性（計量データか計数データか）により，用いるべき手法が異なる（表14.1）．ここでは代表的な手法について簡単に述べる．

　基準変数がある場合，説明変数を用いて基準変数を予測する，あるいは判別することが多くなる．予測を行う場合の代表的な手法は**重回帰分析**である．重回帰分析は単回帰分析の説明変数を二つ以上に拡張したものである．通常は基準変数も説明変数も計量データで

14章 多変量解析 —— その概要

表14.1 多変量解析の種類

基準変数の有無	基準変数のタイプ	説明変数のタイプ	手法	目的, 用途
あり	計量データ	計量データ	重回帰分析	基準変数の予測, 説明変数の影響度の検討
			正準相関分析	2組の変量間の関連づけ
			パス（因果）解析	因果的順序による説明
			多変量共分散分析	要因効果の判定
		計数データ	数量化Ⅰ類	基準変数の予測, 説明変数の影響度の検討
			対数線形モデル	クロス分類表の説明
	計数データ	計量データ	判別分析, 重判別分析	判別, 分類
			多重ロジスティックモデル	判別, 説明変数の影響度の検討
		計数データ	数量化Ⅱ類	判別, 分類

基準変数の有無	変数のタイプ	手法	目的, 用途
なし	計量データ	主成分分析	データ構造の縮約化
		因子分析	潜在因子による説明
		クラスター分析	最適な分類（グルーピング）
	計数データ	数量化Ⅲ類	データ構造の縮約化

このほかにも多数の手法がある．詳しくは他書を参照．

あるが，説明変数が計数データの場合は**数量化Ⅰ類**の手法を用いる．また近年は，説明変数に計量データと計数データが混在する場合の手法も開発されている．重回帰分析や数量化Ⅰ類を適用する目的は，①特定の変数の予測，②特定の変数に対する各説明変数の影響の程度の検討，という2通りがある．重回帰分析では**重回帰式**を解くことによって，各説明変数にかける**偏回帰係数**を求める．偏回帰係数によって，各説明変数の影響の大きさを検討することができる．偏回帰係数を用いて計算した予測値と実際の基準変数の値との相関係数を**重相関係数**といい，これは用いた説明変数によって基準変数をどの程度予測できるかの指標となる．重回帰分析では基準変数は一つであるが，それが多数ある場合，基準変数群と説明変数群との間の関係を一度に解析する方法として**正準相関分析**がある．

　基準変数が計数データで説明変数が計量データの場合，判別分析を用いることができる．なお，基準変数が二つのカテゴリーからなる場合を単に判別分析といい，三つ以上のカテゴリーの場合を**重判別分析**という．また，説明変数が計数データの場合は**数量化Ⅱ類**を用いる．これらの方法を適用する目的は，①個体がどのグループに属するかの識別，②各説明変数のグループ識別への影響の程度の検討，などがある．判別分析では**判別得点**を求めるための**判別式（判別関数）**をたて，各説明変数の重みである**判別係数**を求める．判別係数により，その変数の判別への寄与の程度を検討することができる．本来ならば判別分析を用いるべきところを重回帰分析を適用している例を見かけるが，適用すべき方法

を慎重に選択すべきである．

そのほかに，基準変数が計数データで説明変数が計量データの場合の手法として，疫学分野でよく用いられる**多重ロジスティックモデル**や**比例ハザードモデル**などがある．また，基準変数も説明変数も計数データの場合の手法に**対数線形モデル**などがある．

基準変数がない場合，各説明変数間の関係を探ることになり，このような分析を**内的構造分析**という．代表的な手法として，**主成分分析，因子分析，クラスター分析，数量化Ⅲ類**などがある．これらの方法ではおもに変数間の相関係数が出発点となるが，対象間や変数間の類似性を示す**類似性指数**を用いる方法もある．この方法には**多次元尺度構成法**（**数量化Ⅳ類**を含む）があり，クラスター分析では類似性指数を用いて解析することもできる．

主成分分析は，多くの変数から新たに少数の**合成変数**を求め，それにより全変数の変動を説明しようとする方法である．主成分分析を用いるおもな目的には，① 多数の変数のもつ情報の圧縮，② 合成変数のもつ意味から変数間の関係を考察する，などがある．

因子分析は，多数の変数がもつ情報をより少ない次元で説明しようとする方法で，データ解析上の応用という点では，主成分分析と類似点が多い．ただし，因子分析は変数の合成ではなく，変数間の潜在的な構造を仮定する点で主成分分析と大きく異なる．

クラスター分析は，人類学や生物分類学の分野で発展してきた方法で，いろいろな異なった性質のものが混在している対象の中で，相互に似たものどうしを集めて**集落**（**クラスター**）をつくり，これらを分類しようとする方法である．

付　録

　たとえば，検定統計量が自由度 3 の χ^2 分布にしたがうことがわかっている検定手法を用いて，有意水準 $\alpha = 0.05$ で検定する場合を考える．計算の結果，検定統計量が $S = 10.36$ であったとする．検定統計量が得られる確率を P，有意水準 $\alpha = 0.05$ に対応するパーセント点（χ^2 値）を Q とすると，それぞれの関係は図1のようになる．

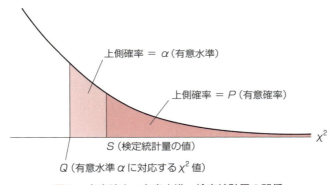

図1　有意確率，有意水準，検定統計量の関係

　この例の場合，$P \leqq \alpha$ であるから帰無仮説は棄却される．また，$Q \leqq S$ であるから帰無仮説は棄却される．
　一方，$P > \alpha$ であれば帰無仮説は採択され，$Q > S$ であれば帰無仮説は採択される．
　すなわち，有意確率 P と有意水準 α との比較，あるいは検定統計量 S と有意水準に対応するパーセント点 Q との比較によって，帰無仮説の棄却／採択が判定される．
　検定を行う際，事前にわかっている（決めている）値は有意水準 α のみであり，S は検定統計量を求める式にしたがって計算する．有意確率 P，パーセント点 Q の値は検定統計量がしたがう標本分布から求めることになるが，その求め方として Microsoft EXCEL を用いることは 9 章以降で述べた（表1）．上の例では，Q の値は表3より 7.815 であり，P の値は Excel で計算すると 0.016 である．
　ただし，Microsoft EXCEL が使用できない環境では通常，各分布の統計数値表を用いて，検定統計量と有意水準に対応するパーセント点を比較する．統計数値表は膨大なものとなるが，よく使われる分布について検定の有意水準が 5%，1% の場合を中心としたのものを以下の 1～6 に示す．

付　録

表1　確率分布と標本分布に対応するEXCEL関数

分　布	有意確率を求めるための関数	パーセント点を求めるための関数
標準正規分布	NORMSDIST（標準得点）	NORMSINV（下側確率）
χ^2分布	CHISQ.DIST.RT（カイ二乗値，自由度）	CHISQ.INV.RT（上側確率，自由度）
t分布	T.DIST.2T（t値，自由度）	T.INV.2T（両側確率，自由度）
	T.DIST.RT（t値，自由度）	T.INV（下側確率，自由度）
F分布	F.DIST.RT（F値，第一自由度，第二自由度）	F.INV.RT（上側確率，第一自由度，第二自由度）

1．標準正規分布のパーセント点

　EXCEL関数NORMSDSIT（標準得点）では下側確率を返してくる．たとえば，NORMSDIST（1.96）とすると0.975002105を返してくる．したがって，両側検定のためには$2 \times \{1 - \text{NORMSDIST}(Z)\}$とすればよい．

　EXCEL関数NORMSINV（下側確率）では標準正規分布のパーセント点を返してくる．たとえば，NORMSINV（0.975）とすると1.959963985を返してくる．これは，標準正規分布において上側確率が$1 - 0.975 = 0.025$となるパーセント点である．

　表2は，標準正規分布における上側確率に対応する標準得点を示している．両側検定の場合，その有意水準を2で割った上側確率に対応する標準得点を見ればよい．たとえば両側検定で有意水準5%の場合，上側確率が0.025の標準得点1.96が，有意水準に対応するパーセント点となる．

表2　標準正規分布の上側確率の標準得点（Z値）

上側確率	標準得点（Z）
0.100	1.282
0.050	1.645
0.025	1.960
0.010	2.326
0.005	2.576

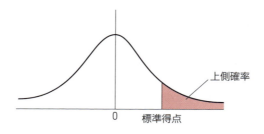

2. χ^2分布のパーセント点

表3は，χ^2分布において上側確率が0.05，0.01となるパーセント点（χ^2値）を求めるための表である．

表3　χ^2分布の自由度と上側確率のパーセント点（χ^2値）

自由度 \ 上側確率	0.050	0.010	自由度 \ 上側確率	0.050	0.010
1	3.841	6.635	26	38.885	45.642
2	5.991	9.210	27	40.113	46.963
3	7.815	11.345	28	41.337	48.278
4	9.488	13.277	29	42.557	49.588
5	11.071	15.086	30	43.773	50.892
6	12.592	16.812	31	44.985	52.191
7	14.067	18.475	32	46.194	53.486
8	15.507	20.090	33	47.400	54.776
9	16.919	21.666	34	48.602	56.061
10	18.307	23.209	35	49.802	57.342
11	19.675	24.725	36	50.999	58.619
12	21.026	26.217	37	52.192	59.893
13	22.362	27.688	38	53.384	61.162
14	23.685	29.141	39	54.572	62.428
15	24.996	30.578	40	55.759	63.691
16	26.296	32.000	50	67.505	76.154
17	27.587	33.409	60	79.082	88.379
18	28.869	34.805	70	90.531	100.425
19	30.144	36.191	80	101.880	112.329
20	31.410	37.566	90	113.145	124.116
21	32.671	38.932	100	124.342	135.807
22	33.924	40.289	140	168.613	181.840
23	35.173	41.638	180	212.304	227.056
24	36.415	42.980	200	233.994	249.445
25	37.653	44.314	240	277.138	293.888

例：自由度10の上側5%を与えるχ^2値を求める．
　　左側の自由度10と上側の0.050（5%）の交点の18.307を読む．
　　この値が求めるχ^2値である．

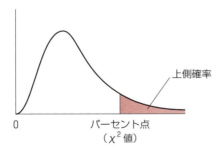

3. t 分布のパーセント点

表4は，上側確率が 0.05, 0.025, 0.01, 0.005（両側確率が 0.1, 0.05, 0.02, 0.01）となるパーセント点（t 値）を求めるための表である．

表4　t 分布の自由度と上側確率（両側確率）のパーセント点（t 値）

上側確率（両側）　自由度	0.050 (0.100)	0.025 (0.050)	0.010 (0.020)	0.005 (0.010)	上側確率（両側）　自由度	0.050 (0.100)	0.025 (0.050)	0.010 (0.020)	0.005 (0.010)
1	6.314	12.706	31.821	63.657	26	1.706	2.056	2.479	2.779
2	2.920	4.303	6.965	9.925	27	1.703	2.052	2.473	2.771
3	2.353	3.182	4.541	5.841	28	1.701	2.048	2.467	2.763
4	2.132	2.776	3.747	4.604	29	1.699	2.045	2.462	2.756
5	2.015	2.571	3.365	4.032	30	1.697	2.042	2.457	2.750
6	1.943	2.447	3.143	3.707	31	1.696	2.040	2.453	2.744
7	1.895	2.365	2.998	3.499	32	1.694	2.037	2.449	2.738
8	1.860	2.306	2.896	3.355	33	1.692	2.035	2.445	2.733
9	1.833	2.262	2.821	3.250	34	1.691	2.032	2.441	2.728
10	1.812	2.228	2.764	3.169	35	1.690	2.030	2.438	2.724
11	1.796	2.201	2.718	3.106	36	1.688	2.028	2.434	2.719
12	1.782	2.179	2.681	3.055	37	1.687	2.026	2.431	2.715
13	1.771	2.160	2.650	3.012	38	1.686	2.024	2.429	2.712
14	1.761	2.145	2.624	2.977	39	1.685	2.023	2.426	2.708
15	1.753	2.131	2.602	2.947	40	1.684	2.021	2.423	2.704
16	1.746	2.120	2.583	2.921	41	1.683	2.020	2.421	2.701
17	1.740	2.110	2.567	2.898	42	1.682	2.018	2.418	2.698
18	1.734	2.101	2.552	2.878	43	1.681	2.017	2.416	2.695
19	1.729	2.093	2.539	2.861	44	1.680	2.015	2.414	2.692
20	1.725	2.086	2.528	2.845	45	1.679	2.014	2.412	2.690
21	1.721	2.080	2.518	2.831	50	1.676	2.009	2.403	2.678
22	1.717	2.074	2.508	2.819	80	1.664	1.990	2.374	2.639
23	1.714	2.069	2.500	2.807	120	1.658	1.980	2.358	2.617
24	1.711	2.064	2.492	2.797	240	1.561	1.970	2.342	2.596
25	1.708	2.060	2.485	2.787	∞	1.645	1.960	2.326	2.576

t 分布の自由度と上側確率（両側確率）に対応するパーセント点を与える．
例：自由度 40 の上側 5% を与える t 値を求める．
　　左側の自由度 40 と上側の 0.025（0.050）の交点の 2.021 を読む．
　　この値が求める両側 5% 点である．
　　自由度 ∞ の各パーセント点の値は標準正規分布の値と一致する．

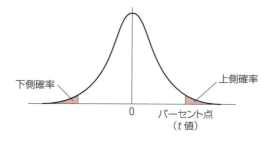

4．F 分布のパーセント点

表5および表6は，F 分布において上側確率が 0.05, 0.01 となるパーセント点（F 値）を求めるための表である．

表5　F 分布の自由度と上側 5% 点（F 値）

自由度1 自由度2	1	2	3	4	5	6	7	8	9	10	∞
1	161.448	199.500	215.707	224.583	230.162	233.986	236.768	238.883	240.543	241.882	254.314
5	6.608	5.786	5.409	5.192	5.050	4.950	4.876	4.818	4.772	4.735	4.365
10	4.965	4.103	3.708	3.478	3.326	3.217	3.135	3.072	3.020	2.978	2.538
15	4.543	3.682	3.287	3.056	2.901	2.790	2.707	2.641	2.588	2.544	2.066
20	4.351	3.493	3.098	2.866	2.711	2.599	2.514	2.447	2.393	2.348	1.843
25	4.242	3.385	2.991	2.759	2.603	2.490	2.405	2.337	2.282	2.236	1.711
30	4.171	3.316	2.922	2.691	2.534	2.421	2.334	2.266	2.211	2.165	1.622
35	4.121	3.267	2.874	2.641	2.485	2.372	2.285	2.217	2.161	2.114	1.558
40	4.085	3.232	2.839	2.606	2.449	2.336	2.249	2.180	2.124	2.077	1.509
45	4.057	3.204	2.812	2.579	2.422	2.308	2.221	2.152	2.096	2.049	1.470
50	4.034	3.183	2.790	2.557	2.400	2.286	2.199	2.130	2.073	2.026	1.438
60	4.001	3.150	2.758	2.525	2.368	2.254	2.167	2.097	2.040	1.993	1.389
80	3.960	3.111	2.719	2.486	2.329	2.214	2.126	2.056	1.999	1.951	1.325
120	3.920	3.072	2.680	2.447	2.290	2.175	2.087	2.016	1.959	1.910	1.254
240	3.880	3.033	2.642	2.409	2.252	2.136	2.048	1.977	1.919	1.870	1.170
∞	3.841	2.996	2.605	2.372	2.214	2.099	2.010	1.938	1.880	1.831	1.000

F 分布の各自由度に対する上側 5% 点の値を与える．
例：自由度 (6, 10) の場合の上側 5% 点（F 値）を求める．
　上側の自由度1が6の箇所と，左側の自由度2が10の箇所の交点3.217が求める値である．

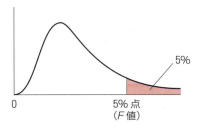

付　録

表6　F分布の自由度と上側1%点（F値）

自由度1 / 自由度2	1	2	3	4	5	6	7	8	9	10	∞
1	4052.181	4999.500	5403.352	5624.583	5763.650	5858.986	5928.356	5981.070	6022.473	6055.847	6365.864
5	16.258	13.274	12.060	11.392	10.967	10.672	10.456	10.289	10.158	10.051	9.020
10	10.044	7.559	6.552	5.994	5.636	5.386	5.200	5.057	4.942	4.849	3.909
15	8.683	6.359	5.417	4.893	4.556	4.318	4.142	4.004	3.895	3.805	2.868
20	8.096	5.849	4.938	4.431	4.103	3.871	3.699	3.564	3.457	3.368	2.421
25	7.770	5.568	4.675	4.177	3.855	3.627	3.457	3.324	3.217	3.129	2.169
30	7.562	5.390	4.510	4.018	3.699	3.473	3.304	3.173	3.067	2.979	2.006
35	7.419	5.268	4.396	3.908	3.592	3.368	3.200	3.069	2.963	2.876	1.891
40	7.314	5.179	4.313	3.828	3.514	3.291	3.124	2.993	2.888	2.801	1.805
45	7.234	5.110	4.249	3.767	3.454	3.232	3.066	2.935	2.830	2.743	1.737
50	7.171	5.057	4.199	3.720	3.408	3.186	3.020	2.890	2.785	2.698	1.683
60	7.077	4.977	4.126	3.649	3.339	3.119	2.953	2.823	2.718	2.632	1.601
80	6.963	4.881	4.036	3.563	3.255	3.036	2.871	2.742	2.637	2.551	1.494
120	6.851	4.787	3.949	3.480	3.174	2.956	2.792	2.663	2.559	2.472	1.381
240	6.742	4.695	3.864	3.398	3.094	2.878	2.714	2.586	2.482	2.395	1.250
∞	6.635	4.605	3.782	3.319	3.017	2.802	2.639	2.511	2.407	2.321	1.000

F分布の各自由度に対する上側1%点の値を与える．
例：自由度(6, 10)の場合の上側1%点（F値）を求める．
　　上側の自由度1が6の箇所と，左側の自由度2が10の箇所の交点5.386が求める値である．

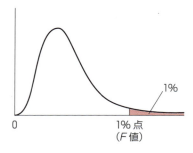

5．マン・ホイットニーの U 検定の棄却限界値

マン・ホイットニーの U 検定（大きいほうの標本サイズが 20 以下の場合）において，検定統計量が表 7 に示された値以下であれば，帰無仮説を棄却する．

表 7　マン・ホイットニーの U 検定における両側 5% 点（U 値）

標本サイズ2 ＼ 標本サイズ1	6	7	8	9	10	11	12	13	14	15	16	17	18	19	20
2			0	0	0	0	1	1	1	1	1	2	2	2	2
3	1	1	2	2	3	3	4	4	5	5	6	6	7	7	8
4	2	3	4	4	5	6	7	8	9	10	11	11	12	13	13
5	3	5	6	7	8	9	11	12	13	14	15	17	18	19	20
6	5	6	8	10	11	13	14	16	17	19	21	22	24	25	27
7	6	8	10	12	14	16	18	20	22	24	26	28	30	32	34
8	8	10	13	15	17	19	22	24	26	29	31	34	36	38	41
9	10	12	15	17	20	23	26	28	31	34	37	39	42	45	48
10	11	14	17	20	23	26	29	33	36	39	42	45	48	52	55
11	13	16	19	23	26	30	33	37	40	44	47	51	55	58	62
12	14	18	22	26	29	33	37	41	45	49	53	57	61	65	69
13	16	20	24	28	33	37	41	45	50	54	59	63	67	72	76
14	17	22	26	31	36	40	45	50	55	59	64	67	74	78	83
15	19	24	29	34	39	44	49	54	59	64	70	75	80	85	90
16	21	26	31	37	42	47	53	59	64	70	75	81	86	92	98
17	22	28	34	39	45	51	57	63	67	75	81	87	93	99	105
18	24	30	36	42	48	55	61	67	74	80	86	93	99	106	112
19	25	32	38	45	52	58	65	72	78	85	92	99	106	113	119
20	27	34	41	48	55	62	69	76	83	90	98	105	112	119	127

マン・ホイットニーの U 検定における両側 5% の U の値を与える．
二つの標本サイズの交点の U の値以下ならば，5% 水準で有意差が認められることになる．

付　録

6．ウィルコクソンの符合付順位検定の棄却限界値

ウィルコクソンの符合付順位検定において，検定統計量が表 8 に示された値以下であれば帰無仮説を棄却する．

表 8　ウィルコクソン符合順位検定の統計表（T）

順位	有意水準（片側検定）			
	0.050	0.025	0.010	0.005
	有意水準（両側検定）			
	0.100	0.050	0.020	0.010
5	0			
6	2	0		
7	3	2	0	
8	5	3	1	0
9	8	6	3	1
10	10	8	5	3
11	13	10	7	5
12	17	13	9	7
13	21	17	12	9
14	25	21	15	12
15	30	25	19	15
16	35	29	23	19
17	41	34	27	23
18	47	40	32	27
19	53	46	37	32
20	60	52	43	37
21	67	58	49	42
22	75	65	55	48
23	83	73	62	54
24	91	81	69	61
25	100	89	76	68

索 引

【アルファベット】

CHISQ.DIST.RT	111
F.DIST.RT	103
NORMSDIST	101
T.DIST.2T	113

【あ行】

α エラー	86
イェーツの連続性の補正	95
一元配置分散分析	142
一致性	79
因子分析	151
ウィルコクソンの順位和検定	132
ウィルコクソンの符号付順位検定	137
上側信頼限界	79
ウェルチの検定	88, 127
打ち切りデータの選択効果	42
F 分布	67
F 分布を用いる方法	100
円グラフ	8
帯グラフ	8

【か行】

回帰係数	47
回帰直線	47
回帰定数	47
階級	9
（階）級下限界	9
（階）級上限界	9
階級値	9
階級幅	9
χ^2 分布	64
外生変数	149
解析ソフトウェア	149
外的基準	149
確率関数	56
確率分布	55
確率変数	54
確率密度関数	56, 60
仮説検定	82
片側検定	84
カテゴリー	3, 32
間隔尺度	2
観測度数	34
幹葉表示	12
幾何平均	19
棄却	83
棄却域	84, 85
危険率	85
記述統計	53
基準変数	149
期待度数	34
帰無仮説	83
逆相関	39
級間不偏分散	143
級間変動	50, 143
級内不偏分散	143
級内変動	50, 143
共分散	39
共変動	39
クォータイル	13
区間推定	76
矩形グラフ	8
クラスカル・ウォリス検定	145
クラスター分析	151
クラメールの関連係数	35
クロス集計	31
クロス表	31
群間変動	50, 143
群内変動	50, 143
計数データ	2
計量データ	2
決定係数	48
検出力	87
検定の多重性	142

索　引

合成変数	151
項目	31
コーシー分布	66

【さ行】

最小二乗法	47
採択域	85
最頻値	20
残差	47
算術平均	18
散布図	36
散布度	21
サンプルサイズ	69
下側信頼限界	79
悉皆調査	69
質的データ	2
質的変数	31
四分表	33
重回帰式	150
重回帰分析	149
重相関係数	150
従属変数	47, 149
自由度	65
重判別分析	150
周辺度数	33
周辺分布	33
主成分分析	151
順序尺度	3
順相関	38
信頼区間	79
信頼限界	79
推測統計	53
推定値	76
推定統計量	76
推定量	76
数値要約	31
数量化	3
数量化Ⅰ類	149
数量化Ⅱ類	150
数量化Ⅲ類	151
数量化Ⅳ類	151
スチューデントの t 検定	88, 126
スピアマンの順位相関係数	44
図表化	31
正規分布	61
正規分布に近似する検定法	100
正準相関分析	150
絶対偏差	22
切断効果	42
説明変数	47, 149
セル	33
全数調査	69
尖度	27
全変動	50
相加平均	18
相関化	50
相関係数	39, 151
相関図	36
相乗平均	19
相対度数	10
総度数	33
層別化	44
ソート	9

【た行】

第1四分位数	13
第一自由度	67
第一種の過誤	85
対応のある2群の比率の差の検定	109
対応のある2標本の平均値の差の検定	130
第3四分位数	13
対数線形モデル	151
第2四分位数	13
第二自由度	67
第二種の過誤	87
代表値	18
対立仮説	83
多次元尺度構成法	151
多重クロス表	31
多重比較	144
多重ロジスティックモデル	151
多分法	33
多変量解析	149
多変量データ	149
単回帰分析	149
単純算術平均	19
単純集計表	7
中位数	13, 20
中央値	13, 20
柱状図	11
中心極限定理	74
調和平均	19
T得点	63
t 分布	65
適合度の検定	91
データ	1

点推定	76
統計学的推測	69
統計的仮説検定	82
統計量	18, 70
同時分布	33
等分散の検定	125
独立性の検定	91
独立変数	47, 149
度数	5
度数多角形	13
度数分布表	7

【な行】

内生変数	149
内的基準	149
内的構造分析	151
並み数	20
並べ替える	9
2群の比率の差の区間推定	108
2群の比率の差の検定	106
二項検定	110
二項分布	57
二重クロス表	31
二分法	33
ネイピアの e	116
ノンパラメトリックな手法	87

【は行】

バイアス	71
パイチャート	8
箱ヒゲ図	15
パーセンタイル	13
パラメータ	76
パラメトリックな手法	87
範囲	9
判別関数	150
判別係数	150
判別式	150
判別得点	150
判別分析	150
ピアソンの積率相関係数	39
比尺度	2
ヒストグラム	11
非標本誤差	71
標準化	61
標準誤差	74
標準正規分布	61
標準偏差	21, 23

表側	32
表頭	32
標本	69
標本誤差	71
標本サイズ	13, 69
標本サイズ設計	87
標本抽出	70
標本調査	69
標本分散	72
標本分布	72
標本平均	72
比例ハザードモデル	151
ϕ 係数	35
フィッシャーの Z 変換	114
フィッシャーの直接確率法	96
符号検定	137
不偏推定量	79
不偏性	79
不偏分散	21, 23
分割表	31
分散	21, 23
分布関数	56
平均二乗関連係数	35
平均値	18
平均偏差	22
β エラー	87
ベルヌーイ試行	57
ベルヌーイ分布	57
偏回帰係数	150
偏差	21, 39
偏差積	39
偏差値	63
偏差平方	22
偏差平方和	22
変数	5
変動	22
変動係数	26
ポアソン分布	59
棒グラフ	7
母集団	69
母数	70, 76
母相関係数の検定	114
母比率に関する検定	100
母比率の信頼区間	103
母平均値に関する検定	121
ポリゴン	13

索 引

【ま行】

マクネマー検定	110
マン・ホイットニーの U 検定	132
無作為抽出	70
無相関	39
無相関の検定	113
名義尺度	3
メディアン	13, 20
目的変数	47
モード	20

【や行】

有意確率	85
有意水準	82, 84
有効性	79

【ら行】

離散確率変数	55
離散データ	4
離散分布	55
両側検定	84
量的データ	2
量的変数	31
臨界値	85
類似性指数	151
累積相対度数	11
累積度数	10
累積度数曲線	13
レンジ	9
連続確率変数	56
連続データ	4
連続分布	56

【わ行】

y 切片	47
歪度	27

著者紹介

松村　康弘（まつむら　やすひろ）
東京大学大学院医学系研究科博士課程修了
現在　文教大学健康栄養学部教授
専門　疫学・予防医学，応用健康科学
保健学博士

浅川　雅美（あさかわ　まさみ）
関西大学大学院社会学研究科博士課程修了
現在　文教大学健康栄養学部教授
専門　商学，社会心理学
博士（社会学）

わかる統計学 ── 健康・栄養を学ぶために

第1版　第1刷　2015年 8月25日	著　　者　松村　康弘
第5刷　2022年 3月30日	浅川　雅美
	発 行 者　曽根　良介
	発 行 所　㈱化学同人

検印廃止

JCOPY 〈出版者著作権管理機構委託出版物〉
本書の無断複写は著作権法上での例外を除き禁じられています．複写される場合は，そのつど事前に，出版者著作権管理機構（電話 03-5244-5088, FAX 03-5244-5089, e-mail: info@jcopy.or.jp）の許諾を得てください．

本書のコピー，スキャン，デジタル化などの無断複製は著作権法上での例外を除き禁じられています．本書を代行業者などの第三者に依頼してスキャンやデジタル化することは，たとえ個人や家庭内の利用でも著作権法違反です．

〒600-8074　京都市下京区仏光寺通柳馬場西入ル
編集部　TEL 075-352-3711　FAX 075-352-0371
営業部　TEL 075-352-3373　FAX 075-351-8301
　　　　振　替　01010-7-5702
e-mail　webmaster@kagakudojin.co.jp
URL　　https://www.kagakudojin.co.jp
印　刷
製　本　創栄図書印刷㈱

Printed in Japan　©Y. Matsumura, M. Asakawa 2015
無断転載・複製を禁ず
乱丁・落丁本は送料小社負担にてお取りかえいたします．

ISBN978-4-7598-1615-0

はじめて学ぶ 健康・栄養系教科書シリーズ

〈はじめて学ぶ〉健康・栄養系教科書シリーズとは

この分野にはどのような教科書がもっとも必要とされているのだろうか，編集部で熟考を重ね，本当に役に立つ内容を厳選して構成した教科書シリーズです．学生が自分で読んで理解できるように，懇切丁寧に記述されていますので，本シリーズは，大学で学ぶ楽しさが味わえる手だてとなることと考えています．

各巻 B5判・172〜248ページ・2色刷・本体2000〜2700円

シリーズラインナップ　（●は既刊）

① 解剖生理学
鈴木一永・堀江 登・蓬田健太郎・藤岡由夫　著

② 生化学　ヒトのからだの構成と働きを学ぶために
小野廣紀・千 裕美・吉澤みな子・日々野久美子　著

③ 食べ物と健康 I　食品成分を理解するための基礎
水野裕士・喜多野宣子・近藤民恵　著　第2版

④ 食べ物と健康 II　知っておきたい食品素材と加工の基礎
喜多野宣子・上山昭子・久木久美子　著　第2版

⑤ 基礎栄養学　食生活と健康について考えるための基礎
杉山英子・小長谷紀子・里井恵子　著　第3版

⑥ 応用栄養学　適切な食生活を実践するための基礎
山下絵美・奥田あかり・上山恵子・尾関清子　著　第3版

⑦ 臨床栄養学概論　病態生理と臨床栄養管理を理解するために
位田忍・市橋きくみ・伊藤美紀子・鞍田三貴・鈴木一永・本田まり・松元紀子・森田純仁・蓬田健太郎　著　第2版

⑧ 栄養教育論　健康と食を支えるために
今中美栄・上田由香里・河嶋伸久・木下ゆり・坂本裕子・髙木尚紘・西田江里　著　第2版

⑨ 給食計画論　大量調理施設で役立つ基礎
島田淳子・田村孝志・佐合井治美・田中浩子・内田眞理子　著

⑩ 調理学　おいしく安全に調理を行うための科学の基礎
久木久美子・喜多野宣子・新田陽子　著

⑪ 食品衛生学　食の安全性を理解するために
西瀬 弘・檜垣俊介・和島孝浩　著

⑫ 公衆栄養学　人びとの健康維持・増進のために
黒川通典・森 久栄・今中美栄・山下絵美　著

詳細情報は，化学同人ホームページをご覧ください．
https://www.kagakudojin.co.jp

KAGAKU 好評の既刊書 DOJIN

栄養士・管理栄養士をめざす人の 基礎トレーニングドリル
小野廣紀・日比野久美子・吉澤みな子　著　B5判・168頁・2色刷・本体1800円
専門科目を学ぶ前に必要な化学，生物，数学（計算）の基礎を丁寧に記述．入学前の課題学習や初年次の導入教育に役立つ．

大学で学ぶ 食生活と健康のきほん
吉澤みな子・武智多与理・百木 和　著　B5判・160頁・2色刷・本体2200円
さまざまな栄養素と食品，健康の維持・増進のために必要な食生活の基礎知識について，わかりやすく解説した半期用のテキスト．

栄養士・管理栄養士をめざす人の 調理・献立作成の基礎
坂本裕子・森 美奈子　編　B5判・112頁・2色刷・本体1500円
実習科目を学ぶ前の基礎づくりと，専門科目への橋渡しをコンセプトに構成．入学後の1年生が身につけるべき内容を，わかりやすく解説．

栄養士・管理栄養士をめざす人の 実験プライマリーガイド
倉沢新一・中島 滋・丸井正樹　著　A5判・136頁・2色刷・本体1500円
栄養士・管理栄養士養成課程におけるあらゆる実験に必要な知識が詰まった，また困ったときにすぐ役立つ一冊．

図解　栄養士・管理栄養士をめざす人の 文章術ハンドブック
——ノート，レポート，手紙・メールから，履歴書・エントリーシート，卒論まで
西川真理子　著　A5判・192頁・2色刷・本体1800円
大学で直面する様々な文章．その目的から，形式，実際の書き方まで，初歩から丁寧に解説．見開き1テーマで，図を使いポイントを示す．

わかる統計学——健康・栄養を学ぶために
松村康弘・浅川雅美　著　B5判・176頁・2色刷・本体2200円
健康・栄養分野のデータを例にとり，学生の数学の基礎知識も配慮して解説．例題や練習問題を解くことで実践的な力が身につく．